Brigitte Naumann

Expertenstandards in der Pflege

Ein Praxisleitfaden für Führungskräfte und für Pflegekräfte an der Basis

Naumann, Brigitte
Expertenstandards in der Pflege
Ein Praxisleitfaden für Führungskräfte
und für Pflegekräfte an der Basis
Hamburg 2008
1. Auflage

Printed in Germany

Inhalt

Einführung

In der aktuellen Qualitätsprüfungsrichtlinie (QPR) heißt es im Kapitel 6 Qualitätsmanagement in der Frage 6.3: *Werden die für die stationäre und ambulante Pflege relevanten Aussagen der Expertenstandards des DNQP im Rahmen des Qualitätsmanagements berücksichtigt oder sind konkrete Maßnahmen in dieser Hinsicht geplant?*[1]

Auch das Gesetz zur strukturellen Weiterentwicklung der Pflegeversicherung (Pflege-Weiterentwicklungsgesetz) sieht in § 113a vor, dass die Expertenstandards zukünftig für alle zugelassenen Pflegeeinrichtungen verbindlich sein sollen. Dieses Gesetz ist am 01.07.2008 in Kraft getreten.

Diese beiden Normen zeigen, dass die Expertenstandards eine hohe Relevanz in der Pflegelandschaft haben. Entwickelt wurden die Expertenstandards bisher vom DNQP (Deutsches Netzwerk für Qualitätsentwicklung in der Pflege). Bis zum heutigen Tag sind folgende sechs Expertenstandards entwickelt worden:

- → Dekubitusprophylaxe
- → Entlassungsmanagement
- → Schmerzmanagement
- → Sturzprophylaxe
- → Förderung der Harnkontinenz
- → Pflege von Menschen mit chronischen Wunden

Konkret sind zwei weitere Expertenstandards geplant:

- → Bedürfnis- und bedarfsgerechte Nahrungs- und Flüssigkeitsaufnahme (Konsensstadium seit 08.10.2008)
- → Schmerzmanagement bei chronisch nicht malignen Schmerzen

Es kann damit gerechnet werden, dass noch weitere Expertenstandards veröffentlicht werden.

In einem Expertenstandard wird der allgemein anerkannte Stand der fachlichen Erkenntnisse aufgezeigt, der auch nach dem Heimgesetz umgesetzt werden muss. Eine hohe Relevanz kann ein Expertenstandard bei juristischen Auseinandersetzungen haben, da er hier als *vorweggenommenes Prozessgutachten* gilt. Bei zwei Entscheidungen des Bundessozialgerichtes[2] wurde auch schon konkret auf den Expertenstandard der Dekubitusprophylaxe verwiesen.

Da ein Expertenstandard unter wissenschaftlichen Kriterien formuliert ist, war es unser Anliegen, die wesentlichen Inhalte in einer allgemein verständlichen Sprache aufzuzeigen. Nicht eingegangen wird in diesem Buch auf den Experten-

1 MDK-Anleitung zur Prüfung der Qualität nach den §§ 112, 114 SGB XI in der stationären Pflege vom 10. November 2005, S. 33, Frage 6.3

2 BSG-Urteile vom 24.09.2002, Az.: B 3 KR9/02R und B 3 KR 15/02R

standard Entlassungsmanagement, da dieser primär für die Krankenhäuser und die Fach- und Rehabilitationskliniken entwickelt wurde.

Als besonderer Service wird allen Käufern des Buches ein vollständiger Satz von Checklisten und Leitlinien auf Anfrage per E-Mail zugesandt. Sie können die doc-Dokumente dann selbst redaktionell bearbeiten und an die Anforderungen Ihrer Einrichtung anpassen.

Senden Sie hierzu eine E-Mail an redaktion@standardsysteme.de, am besten mit dem Begriff CHECKLISTEN in der Betreffzeile.

Der Inhalt des Buches erhebt nicht den Anspruch auf Vollständigkeit und Abgeschlossenheit.

Hamburg, im November 2008

Brigitte Naumann

Expertenstandard Dekubitusprophylaxe

Als erster Expertenstandard wurde die Dekubitusprophylaxe entwickelt. Bereits in der Präambel macht dieser deutlich, dass das zentrale Ziel der Prophylaxe die Verhinderung eines Dekubitus ist, da man in der Regel der Entstehung eines Dekubitus entgegenwirken kann. Nur in drei Ausnahmesituationen kann es im Resultat zu einem Dekubitus kommen, der nicht aufgrund eines Pflegefehlers entstanden ist[3]:

1. Die gesundheitliche Situation spricht gegen die konsequente Anwendung der Prophylaxe, beispielsweise bei lebensbedrohlichen Zuständen

2. Es ist eine andere Prioritätensetzung erforderlich, beispielsweise wenn sich der Betroffene in der Terminalphase seines Lebens befindet

3. Die Wirkung der prophylaktischen Maßnahme wird verhindert, beispielsweise bei einer gravierenden Störung der Durchblutung auch unter Einnahme zentralisierender Medikamente

Dekubitusrisikoeinschätzung

Zu Beginn des pflegerischen Auftrags, bei veränderter Pflegesituation und in regelmäßigen Abständen sollte eine Einschätzung des Dekubitusrisikos vorgenommen werden. Zur objektiven und standardisierten Erhebung des Dekubitusrisikos existieren verschiedene Risikoskalen. Die am häufigsten und auch in unterschiedlichen Settings getestete Skala ist die Bradenskala, gefolgt mit Abstand von der Nortonskala.

Für die Pflege geriatrischer/älterer Menschen empfiehlt der Expertenstandard auf die modifizierte Nortonskala nach Bienstein zu verzichten, da die Erfahrungen mit der Skala gezeigt hätten, dass zu große Patientenzahlen allein durch das Kriterium Alter und Multimorbidität als dekubitusgefährdet gelten, obwohl diese in der Realität über ausreichend kompensierende Eigenbewegung verfügen[4]. Dementsprechend kommt bei den meisten dekubitusgefährdeten Menschen die Bradenskala zum Einsatz. Der Einsatz von Dekubitusrisikoskalen hat gezeigt, dass die Aufmerksamkeit auf das Risiko gelenkt wird und somit die Dekubitushäufigkeit gesunken ist.

Bei der Bradenskala besteht die Möglichkeit, durch regelmäßiges Erfassen der Punkte untereinander eine Veränderung im Bewohner-/Patientenzustand zu verdeutlichen. Die Bradenskala beschreibt die Parameter Aktivität, Mobilität, Ernährung, sensorisches Empfindungsvermögen, Feuchtigkeit und Reibung/Scherkräfte sehr detailliert und erleichtert somit den Mitarbeitern eine recht objektive Gefährdungseinschätzung.

Abb. 1: Bradenskala

3 Vgl. DNQP, Expertenstandard Dekubitusprophylaxe, S. 37

4 Ebd., S. 41

Name					Datum / Hdz	Datum / Hdz	Datum / Hdz	Datum / Hdz	Datum / Hdz
Aktivität	**bettlägerig 1**	**sitzt auf 2**	**geht wenig 3**	**geht regelmäßig 4**					
	• ans Bett gebunden	• kann mit Hilfe etwas laufen, kann das eigene Gewicht nicht allein tragen, braucht Hilfe um aufzusitzen (Bett, Stuhl, Rollstuhl)	• geht am Tag allein, aber selten und nur kurze Distanzen. Braucht für längere Strecken Hilfe. Verbringt die meiste Zeit im Bett oder Stuhl	• geht regelmäßig 2 - 3 mal pro Schicht, bewegt sich regelmäßig					
Mobilität	**komplett immobil 1**	**Mobilität stark eingeschränkt 2**	**Mobilität gering 3**	**mobil 4**					
	• kann auch keinen geringfügigen Positionswechsel ohne Hilfe ausführen	• bewegt sich manchmal geringfügig (Körper oder Extremitäten). Kann sich aber nicht regelmäßig allein ausreichend umlagern	• macht regelmäßig kleine Positionswechsel des Körpers und der Extremitäten	• kann allein seine Position umfassend verändern					
Ernährung	**sehr schlechte Ernährung 1**	**mäßige Ernährung 2**	**adäquate Ernährung 3**	**gute Ernährung 4**					
	• isst kleine Portionen nie auf, sondern etwa nur 1/3. Isst nur 2 oder weniger Eiweißportionen (Milchprodukte, Fisch, Fleisch), trinkt zu wenig, nimmt keine Ergänzungskost zu sich oder • darf oral keine Kost zu sich nehmen oder nur klare Flüssigkeiten oder erhält Infusionen länger als 5 Tage	• isst selten eine normale Essensportion auf, isst aber im allgemeinen etwa 3 Eiweißportionen, nimmt unregelmäßig Ergänzungskost zu sich oder • erhält zu wenig Nährstoffe über Sondenkost oder Infusionen	• isst mehr als die Hälfte der normalen Essensportionen, nimmt 4 Eiweißportionen zu sich, verweigert gelegentlich eine Mahlzeit, nimmt aber Ergänzungskost zu sich oder • kann über Sonde oder Infusionen die meisten Nährstoffe zu sich nehmen	• isst immer die angebotenen Mahlzeiten auf, nimmt 4 oder mehr Eiweißportionen zu sich, isst auch manchmal zwischen den Mahlzeiten, braucht keine Ergänzungskost					
Sensorisches Empfindungs-vermögen	**fehlt 1**	**stark eingeschränkt 2**	**leicht eingeschränkt 3**	**vorhanden 4**					
	• keine Reaktion auf schmerzhafte Stimulation. Mögliche Gründe: Bewusstlosigkeit, Sedierung oder • Störung der Schmerzempfindungen durch Lähmungen die den größten Teil des Körpers betreffen (z.B. hoher Querschnitt)	• eine Reaktion erfolgt nur auf starke Schmerzreize, Beschwerden können kaum geäußert werden (z.B. nur durch Stöhnen oder Unruhe) oder • Störung der Schmerzempfindung durch Lähmung, wovon die Hälfte des Körpers betroffen ist	• Reaktion auf Ansprache oder Kommandos Beschwerden können aber nicht immer ausgedrückt werden (z.B. dass die Position geändert werden soll) oder • Störung der Schmerzempfindung durch Lähmung, wovon eine oder zwei Extremitäten betroffen sind	• Reaktion auf Ansprache. Beschwerden können geäußert werden oder • keine Störung der Schmerzempfindung					
Feuchtigkeit	**ständig feucht 1**	**oft feucht 2**	**manchmal feucht 3**	**selten feucht 4**					
	• die Haut ist ständig feucht durch Urin, Schweiß oder Kot, immer wenn der Patient gedreht wird, liegt er im Nassen	• die Haut ist oft feucht, aber nicht immer. Bettzeug oder Wäsche muss mindestens einmal pro Schicht gewechselt werden	• die Haut ist manchmal feucht, und etwa einmal pro Tag wird neue Wäsche benötigt	• die Haut ist meist trocken. Neue Wäsche wird selten benötigt					
Reibung und Scherkräfte	**Problem 1**	**potientielles Problem 2**	**kein Problem zur Zeit 3**						
	• braucht viel bis massive Unterstützung bei Lagewechsel. Anheben ist ohne Schleifen über die Laken nicht möglich, rutscht ständig im Bett oder Rollstuhl herunter, hat spastische Kontrakturen oder ist sehr unruhig	• bewegt sich etwas allein oder braucht wenig Hilfe, beim Hochziehen schleift die Haut nur wenig über die Laken (kann sich etwas anheben), kann sich über längere Zeit in einer Lage halten, rutscht nur selten	• bewegt sich in Bett und Stuhl allein, hat genügend Kraft, sich anzuheben, kann eine Position über lange Zeit halten ohne herunterzurutschen		Punkte gesamt	Punkte gesamt	Punkte gesamt	Punkte gesamt	Punkte gesamt

Auswertung:
Dekubitusgefahr bei ≤ 18 Punkten

Blatt-Nr.: .... Jahr: ....

Stadium I nach 5 Min. Druckentlastung, bleibende Rötung

Stadium II Blasenbildung und/oder offener Hautdefekt

Stadium III Hautdefekt u. Schädigung der Muskeln, Sehnen, Bänder

Stadium IV Hautdefekt u. Schädigung der Muskeln, Sehnen, Bänder und Knochenbeteiligung

Nekrosen: ☐ ja ☐ nein

Datum: Hdz.:

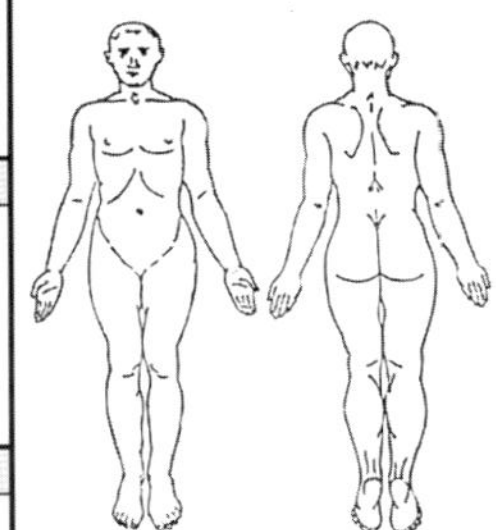

Wunddokumentation angelegt seit:

Datum Hdz.

Dekubitusgefahr bei ≤
18 Punkten - Prophylaxen einleiten!

BRADEN-SKALA

Information und Beratung von Betroffenen und ihren Angehörigen

Information und Beratung sind eine wichtige Interventionsmöglichkeit bei dekubitusgefährdeten Bewohnern. Die Erfassung von Dekubitusrisikofaktoren sowie die Planung und Durchführung von dekubitusprophylaktischen Maßnahmen können nur effektiv sein, wenn der Betroffene und/oder die Angehörigen von der Sinnhaftigkeit der geplanten Interventionen überzeugt sind und sich aktiv daran beteiligen. Information und Beratung sind somit Grundlage der Dekubitusprophylaxe.

Mögliche Maßnahmen im Rahmen der Dekubitusprophylaxe, die dem Betroffenen vorgeschlagen werden können:

→ Lagerung

→ Bewegung, Mobilisierung

→ Einsatz druckreduzierender Hilfsmittel

→ Erhaltung und Förderung der Gewebetoleranz

→ Hautpflege, Hautbeobachtung, Fingertest

→ Ernährung

Die geplanten Intervalle zur Druckentlastung müssen individuell bestimmt werden. Deshalb sollte die erstmalige Lagerung zunächst zweistündlich durchgeführt werden. Auf der Basis des Hautzustandes und auf der Basis der Äußerungen des Bewohners, z. B. in Bezug auf Schmerz und Unbequemlichkeit, kann das Intervall verlängert oder verkürzt werden.[5] Das ermittelte Intervall sollte dem Betroffenen im Rahmen der Beratung erläutert werden.

Eine wirksame Prophylaxe kann die Durchführung von Mikrolagerungen darstellen. Hierunter versteht man kleinste Veränderungen der Körperposition, wodurch es zu einer druckreduzierenden Wirkung der betroffenen Haut kommt. Die Mikrolagerungen, die bei dem gefährdeten Bewohner angewendet werden können, sollten im Rahmen der Beratung aufgezeigt und erläutert werden.

→ Ein besonderes Problem ist das Feststellen des Dekubitus Grad 1. Der Expertenstandard empfiehlt die Anwendung des Fingertests. Philips[6] (1997) definiert diesen folgendermaßen: kurzes Eindrücken des Fingers auf eine gerötete Körperstelle. Wenn die Haut rot bleibt, anstatt weiß zu werden, liegt bereits eine Schädigung der Haut vor. Auch in Bezug auf den Einsatz von Hilfsmitteln und Hautprodukten sollten die Betroffenen über die neusten Erkenntnisse informiert werden. Diese sind insbesondere:

→ Ungeeignete Hilfsmittel wie Lagerungsringe, Felle, Watteverbände und Wassermatratzen sollten nicht mehr verwendet werden.

5 Vgl. Expertenstandard S. 42 f.

6 Phillips, J., *Pressure Sores*, New York (Springer) 1997

→ Produkte wie verschließende Salben (Zinkpaste, Vaseline, Melkfett), austrocknende Substanzen (Franzbranntwein, Alkohol), hyperämisierende Substanzen und Massagen sind ungeeignet und sollten nicht mehr verwendet werden.Um einen schriftlichen **Nachweis** über die Beratung zu haben, kann ein Protokoll über das Beratungsgespräch geführt werden. Dieses kann folgendermaßen aussehen:

Name des/der Pflegebedürftigen:	Geb. am:
Angehöriger/Betreuer:	Adresse:

Mitarbeiter:	Datum:	Uhrzeit: von bis

Punktzahl Bradenskala:
Besonders gefährdete Körperstellen:
Vorgeschlagene Maßnahmen zur Dekubitusprophylaxe: Vorgeschlagenes Lagerungsintervall: _____ stündlich Vorgeschl. Lagerungsarten: 30° re., 30° li. (vom Bewegungsplan übernehmen) Vorgeschlagene Mobilisierungszeiten: Vorgeschlagene Art der Mobilisierung: Weitere vorgeschlagene Maßnahmen zur Dekubitusprophylaxe:
Akzeptierte Maßnahmen:
Abgelehnte Maßnahmen:
Weitere Vereinbarungen:

	Unterschriften:	

Nachweis Beratungsgespräch bei festgestellter Dekubitusgefahr

Die Ergebnisse des Beratungsgespräches sollten anschließend in die Pflegeprozessplanung integriert und in regelmäßigen Abständen evaluiert werden.

Bewegungs/Lagerungsplan und -protokoll

Die geplanten *Maßnahmen* zur Dekubitusprophylaxe können im Bewegungs*plan* handlungsleitend festgehalten werden. Im Bewegungs*protokoll* kann die durchführende Pflegekraft die durchgeführte Lagerung oder Mobilisierung bestätigen, ebenso kann sie dokumentieren, ob eine Rötung vorhanden war oder nicht. Wenn eine Rötung infolge des Druckes entstanden ist, kann das Ergebnis des Fingertestes dokumentiert werden. Falls es zu einer Abweichung bei der Durchführung der Dekubitusprophylaxe kommen sollte, kann dies ebenfalls im Bewegungsprotokoll sichtbar gemacht werden. In diesem Fall muss ein Eintrag im Pflegebericht erfolgen, warum von der Planung abgewichen wurde.

Name: **Bewegungs-/Lagerungsplan und Protokoll** Jahr____

☐ **Nachfolgend aufgeführte Maßnahmenbeschreibung erfolgt über die Pflegeprozessplanung**

Maßnahmenplanung Lagerung Datum:________ Hdz.:________				**Maßnahmenplanung Mobilisierung** Datum:________ Hdz.		
Hilfsmittel:				Hilfsmittel:		
Lagerungsintervall: ____ stdl.						
L = Lagerung				M (Nr.)	Uhrzeit(en)	**M = Mobilisierung**
L 1	30° re. um ________ Uhr	L 7	30° li. um ________ Uhr			
L 2	T-Lagerung um ________ Uhr	L 8	V-Lagerung um ________ Uhr			
L 3	A-Lagerung um ________ Uhr	L 9	135° li. um ________ Uhr			
L 4	5 Kissen um ________ Uhr	L10	3 Kissen um ________ Uhr			
L 5	Rücken um ________ Uhr	L11	135° re. um ________ Uhr			
L 6	I-Lagerung um ________ Uhr	L12	________ um ________ Uhr			
zu berücksichtigende Mikrobewegungen:				**zu berücksichtigende Mikrobewegungen:**		

Definition Fingertest: Kurzes Eindrücken des Fingers auf eine gerötete Körperstelle. Wenn die Haut rot bleibt, statt weiß zu werden, liegt bereits eine Schädigung der Haut vor (Phillips 1997).

Hinweis: Bei Abweichungen muss ein Eintrag in den Pflegebericht erfolgen!

\+ = Fingertest positiv (Haut bleibt rot) - = Fingertest negativ (Ha

Dat.:							Dat.:							Dat.:							Dat.:							Dat.:							Dat.:							Dat.:		
Uhrzeit	L-/M-Nr.	Abweich.	Rötung ja	Rötung nein	Fingertest + / -	Hdz.	Uhrzeit	L-/M-Nr.	Abweich.	Rötung ja	Rötung nein	Fingertest + / -	Hdz.	Uhrzeit	L-/M-Nr.	Abweich.	Rötung ja	Rötung nein	Fingertest + / -	Hdz.	Uhrzeit	L-/M-Nr.	Abweich.	Rötung ja	Rötung nein	Fingertest + / -	Hdz.	Uhrzeit	L-/M-Nr.	Abweich.	Rötung ja	Rötung nein	Fingertest + / -	Hdz.	Uhrzeit	L-/M-Nr.	Abweich.	Rötung ja	Rötung nein	Fingertest + / -	Hdz.	Uhrzeit	L-/M-Nr.	Abweich.

BEWEGUNGS- /LAGERUNGSPLAN

Abb. 2: Bewegungs-/Lagerungsplan und Protokoll:

Leitlinie Dekubitusprophylaxe

So könnte eine Leitlinie zur Umsetzung des Expertenstandards aussehen:

Leitlinie Prophylaxen: Dekubitus

In Anlehnung an den Expertenstandard Dekubitusprophylaxe

AEDL: Sich bewegen, sich pflegen, essen und trinken	ATL: Sich bewegen, sich waschen und kleiden, essen und trinken

Problem:

Die Gefahr der Schädigung der Haut und des darunterliegenden Gewebes durch längeranhaltenden Druck. Von außen einwirkender Druck komprimiert bzw. verschließt arterielle und venöse Blutgefäße.

Ziel:

Intakte Haut mit guter Hautdurchblutung, kein Dekubitus, individuelle Bewegungsmöglichkeit ist erhalten, Bewohner ist über Risiko informiert.

Vorbereitung/Material:

Es existieren bei Notwendigkeit druckreduzierende Hilfsmittel, ebenso ein Lagerungs-/Bewegungsplan und -protokoll und die Bradenskala zur individuellen Einschätzung des Risikos.

Pflegerische Maßnahme:

Einer Dekubitusprophylaxe bedürfen alle Pflegebedürftigen, die selbstständig und aus eigener Kraft nicht in der Lage sind, ihre druckgefährdeten Stellen vollständig durch Lageveränderungen zu entlasten. Zur Bestimmung der Gefährdung wird die Bradenskala ausgefüllt; der Bewohner und ggf. die Angehörigen werden über das Risiko beraten, ein Bewegungsplan erstellt, zielgerichtet durchgeführt und ausgewertet, ebenso werden Mikrobewegungen beachtet und/oder durchgeführt.

Das Intervall des Lagerungswechsels hängt vom jeweiligen Hautzustand ab. Die Begutachtung des Hautzustands erfolgt in individuell zu bestimmenden Zeitabständen, bei Rötung muss ein Fingertest durchgeführt werden.

Hinweis:

- → Ungeeignete Hilfsmittel wie Lagerungsringe, Felle, Watteverbände und Wassermatratzen werden nicht mehr verwendet.
- → Hautpflege erfolgt nach Pflegeplan, Produkte wie verschließende Salben (Zinkpaste, Vaseline, Melkfett), austrocknende Substanzen (Franzbranntwein, Alkohol), hyperämisierende Substanzen und Massagen sind ungeeignet und werden nicht mehr verwendet.

Zur Prophylaxe:

Bewegungsübungen täglich, nach individuellen Möglichkeiten. Individueller Lagerungswechsel. Aktivierung und Förderung der körpereigenen Ressourcen. Inspektion der Haut nach festgelegtem Intervall. Vorgehen lt. Pflegeplan.

Qualitätssicherung:

Prophylaktische Maßnahmen können Dekubitalgeschwüre verhindern
und sichern damit Qualität. Individuelle Risikoeinschätzung und Dokumentation im Pflegeplan. Fachlich kompetente und professionelle Handlungsweise. Evaluation erfolgt lt. Pflegeplan. Ergebnisprüfung über Pflegevisite und Fallgespräch.

Erstellungsdatum:	Gültigkeit bis:	Revisionsdatum	Unterschrift PDL

Checkliste Dekubitusprophylaxe:

Ebene	Maßnahmen / Instrumente	vor-handen	nicht vorh.
S1	Schulung über Risikoskalen		
S2	Schulung über Lagerungs-, Bewegungs- und Transfertechniken, Fingertest		
S3a	Schulung über Hilfsmittelarten		
S3b	Schulung über richtige Anwendung der Hilfsmittel, Übersichtsliste, Bestandsverzeichnis		
S4	Schulung über Ernährung, Hautpflege, Pflegehilfsmittel		
S5	Schulung über Beratung, Prophylaxen, Schulungs- und Informationsmaterial, intern und extern		
S6	Einrichtung von Informations- und Kommunikationsstrukturen, berufsübergreifende Schulungen		
S7	PFK sind über alle Maßnahmen informiert und geschult		
P1	Norton-, Bradenskala, Risikoassessment mit festgelegten Erfassungsintervallen		
P2	Lagerungs- und Bewegungsplan		
P3	Richtige Hilfsmittelanwendung		
P4	Ernährungsstatus, Risikoassessment, Hautbeobachtung, Fingertest, Trinkprotokoll		
P5	Pflegeprozessplanung, Beratungsgespräch, Angehörigenabend und -schulungen		
P6	Dienstübergabe, Fallgespräch, interdisziplinäre Visiten und Auswertung		
P7	PFK begutachtet den Hautzustand regelmäßig und dokumentiert		
E1	Ausgefüllter Risikoassessmentbogen liegt vor		
E2	Ausgefüllter Lagerungs- und Bewegungsplan liegt vor, Fingertest wird angewandt		
E3	Bew. / Pat. liegt auf einer druckentlastenden Unterlage		
E4	Ernährungs- und Trinkplanung sowie Hautpflege wird betrieben, Gewichtskontrollen		
E5	Beratung ist erfolgt, Prophylaxe wird durchgeführt, Hilfsmittel werden richtig angewandt		
E6	Alle Beteiligten sind aktuell informiert		
E7	Kein Dekubitus, Hautschäden sind minimiert		

Mit Hilfe der Checkliste kann man überprüfen, welche Ebenen des Expertenstandards in der Einrichtung bereits umgesetzt sind und welche noch umgesetzt werden müssen. Es empfiehlt sich für die Ebenen, die noch umgesetzt werden müssen, eine Zeitstrategie zu entwickeln, bis wann diese umgesetzt sein sollen.

Verbraucherversion Expertenstandard Dekubitusprophylaxe

Die Verbraucherzentrale Bundesverband e. V. hat eine Verbraucherversion zum Expertenstandard Dekubitusprophylaxe in der Pflege erarbeitet. Diese Version ist auf der Internetseite des Deutschen Netzwerkes für Qualitätsentwicklung in der Pflege (www.dnqp.de) veröffentlicht.[7]

Ziel dieser Version ist es, das Wissen des Expertenstandards in eine für die *Betroffenen* verständlichere Sprache zu übersetzen. Auf insgesamt 7 Seiten werden die wesentlichen Erkenntnisse des Expertenstandards beschrieben. Folgende Punkte finden u. a. Berücksichtigung:

- → Ursachen und Entstehung
- → Erkennen einer Gefährdung
- → Woran erkennt man ein beginnendes Druckgeschwür
- → Vorbeugende Maßnahmen
- → Lagerungswechsel/Mobilisation
- → Empfehlenswerte Positionen
- → Mikrolagerungen
- → Hilfsmittel
- → Ursachen bekämpfen

Diese Verbraucherversion kann auch gut als Informationsmaterial im Rahmen der Beratung des Pflegebedürftigen oder der Angehörigen eingesetzt werden.

7 Das Dokument ist im Internet kostenlos erhältlich: http://www.dnqp.de/VerbraucherversionDekubitusprophylaxe.pdf

Expertenstandard Sturzprophylaxe

Obwohl Stürze zum Lebensrisiko eines Menschen gehören, haben insbesondere ältere Menschen häufig ein erhöhtes Risiko zu stürzen.

Der Expertenstandard definiert in der Präambel den Sturz folgendermaßen: „Ein Sturz ist jedes Ereignis, in dessen Folge eine Person unbeabsichtigt auf dem Boden oder auf einer tieferen Ebene zu liegen kommt". Stürze haben häufig gravierende Folgen. Diese können beispielsweise zum Verlust der eigenen Mobilität, zu Einschränkungen des Bewegungsradius oder auch zu psychischen Beeinträchtigungen führen.

Sturzrisikoeinschätzung

Zu Beginn der Betreuung, bei veränderter Pflegesituation und nach jedem Sturz sollte eine Sturzrisikoeinschätzung vorgenommen werden.

Die Expertengruppe hat im Rahmen einer Literaturanalyse 23 Sturzrisiko-Assessmentinstrumente näher betrachtet und diskutiert. Das Ergebnis dieser Analyse war, dass alle bisher entwickelten Assessmentinstrumente zur Bewertung des Sturzrisikos keine zweifelsfreie Identifizierung von sturzgefährdeten Pflegebedürftigen zulassen. Es spreche daher aus wissenschaftlicher Sicht nichts für den Einsatz solcher Instrumente. Vielmehr solle man alle vorhandenen Sturzrisikofaktoren identifizieren und so weit wie möglich darauf ausgerichtete Interventionen einleiten. Die Betreuungskraft soll das Sturzrisiko aber nicht intuitiv beurteilen, sondern strukturiert mit Hilfe von zielgruppenspezifischen intrinsischen und extrinsischen Sturzrisikofaktoren einschätzen.

Intrinsische Risikofaktoren

Probleme mit der Körperbalance / dem Gleichgewicht

Liegt eine Körperschwankung als einziger Risikofaktor vor, steht sie lediglich für ein geringes Sturzrisiko. Erst in Verbindung mit anderen Risikofaktoren, z. B. Sturzvorgeschichte, geringer Kraft beim Greifen mit der Hand und einem depressiven Gemütszustand, kommt ein mittleres oder gar hohes Sturzrisiko zustande.

Probleme mit der Körperhaltung stellen einen gewichtigen Sturzrisikofaktor dar. Erkennbar sind diese Probleme meist an einer verstärkten Körperschwankung. Nicht selten führen Balanceprobleme zu einer Einschränkung der Aktivitäten und durch das damit einhergehende verringerte Training der Balancefähigkeit zu einer weiteren Verschlechterung.

Die Balancefähigkeit muss ständig trainiert werden, dies ist im Rahmen von alltäglichen Aktivitäten, z. B. beim Ankleiden, Waschen möglich, sollte aber bei Betroffenen mit Balanceproblemen auch durch gezielte Übungen gefördert werden.

Gangveränderungen / eingeschränkte Bewegungsfähigkeit

Eine Veränderung des Gangbilds gibt einen Hinweis auf eine erhöhte Sturzgefährdung. Gibt es Erkrankungen wie MS, Parkinsonsche Erkrankung, Apoplexie, Polyneuropathie, Osteoarthritis, Krebserkrankungen oder andere chronische Erkrankungen, sollte die Betreuungskraft überprüfen, ob eine Einschränkung der Mobilität, der Motorik und der Sensibilität festgestellt werden kann. Ist dies der Fall, so ist die Erkrankung als Sturzrisikofaktor zu betrachten und die Symptome sollten sowohl in der Betreuung als auch pflegerisch und medizinisch behandelt werden.

Sehbeeinträchtigungen

Sehbeeinträchtigungen stellen einen bedeutenden Sturzrisikofaktor dar. Es ist zu bedenken, dass die Beeinträchtigung von Sehschärfe und Tiefenschärfewahrnehmung vor allem bei schlechten Lichtverhältnissen zum Tragen kommt. Das Erkennen von Gegenständen im Schatten, in schwach beleuchteten, aber auch in extrem hellen Bereichen kann erschwert sein und durch das Darüberfallen oder durch ungeschicktes Ausweichen zum Sturz führen. Als Sturzrisikofaktor gelten auch künstliche Sehbeeinträchtigungen durch unangepasste, ungeeignete oder der Situation nicht angepasste Brillen.

Beeinträchtigung der Kognition und Stimmung

Demenz

Mit der demenziellen Veränderung geht häufig die Variabilität der Schrittlänge einher. Darüber hinaus entwickeln sich oftmals Verhaltensauffälligkeiten wie Verwirrtheit, Desorientierung sowie Selbstüberschätzung und Fehleinschätzungen von Situationen. Insbesondere bei Neuaufnahmen und der damit verbundenen Orientierungsschwierigkeit dürfte sich die Sturzgefährdung erhöhen.

Depression

Depressive Verstimmungen können im Zusammenhang mit anderen Risikofaktoren (Unterstützung beim Transfer, Blaseninkontinenz, Sturzvorgeschichte und freiheitseinschränkende Maßnahmen) eindeutige Indikationen für ein erhöhtes Sturzrisiko darstellen.

Delirium / Delir

Ein Delirium oder Delir ist ein Verwirrtheitszustand. Betroffene wissen nicht, wo sie gerade sind, welcher Zeitpunkt es ist und wer sie sind. Sie können ihre Aufmerksamkeit nicht gezielt auf ein Thema richten, können sich nicht an unmittelbar Erlebtes erinnern. Sie sind apathisch oder überaktiv, reden zu viel oder zu wenig, reagieren verlangsamt. Sie haben Albträume und Schlafstörungen. Manchmal wird das Delir begleitet von Halluzinationen, Angst, Euphorie, Reizbarkeit oder Depressionen.

Ein Delir kann auftreten infolge von Drogen- oder Medikamentenkonsum, Flüssigkeitsmangel, Hirntumoren, Infektionskrankheiten und besonders häufig durch Alkoholentzug bei Alkoholabhängigkeit.

Das Alkoholdelirium – auch Delirium tremens genannt – ist lebensbedrohlich. Es ist verknüpft mit starker Angst, Unruhe, Verwirrtheit, Zittern, Erhöhung von Puls, Blutdruck, Schwitzen, beschleunigter Atmung und Halluzinationen.

Erkrankungen, die zu kurzzeitiger Ohnmacht führen

Kurzzeitige Ohnmachtsanfälle sind ein gravierender Risikofaktor für Stürze und auch für sturzbedingte Verletzungen. Da es, wenn es zu einem Ohnmachtsanfall kommt, meist schon zu spät für die Verhinderung eines Sturzes ist, sollten Betreuungskräfte ein besonderes Augenmerk auf die Betreuung und Behandlung von Betroffenen mit folgenden Erkrankungen legen:

- → Hypoglykämie
- → Unterzuckerung, insbesondere bei Diabetes mellitus, aber auch nach längerer Nahrungskarenz
- → Haltungsbedingte Hypotension
- → z. B. Blutdruckabfall beim Aufstehen
- → Herzrhythmusstörungen
- → z. B. beim Tragen von Herzschrittmachern
- → TIA

Transitorische ischämische Attacke = leichteste, flüchtige Form der Durchblutungsstörung einer Gehirnregion mit daraus resultierender plötzlich eintretender, von der Lokalisation abhängiger, neurologischer Symptomatik; in Bezug auf Stürze insbesondere der plötzliche Gleichgewichtsverlust.

- → Epilepsie

Anfallsleiden verschiedener Ursachen, z. B. infolge hirnorganischer Erkrankungen, Stoffwechselstörungen, familiärer Belastung oder ohne nachweisbare

Ursachen. Das Krankheitsbild ist charakterisiert durch das wiederholte Auftreten zerebraler Anfälle, die mit allgemeinen oder aber mit begrenzten, nichtgeneralisierten Krämpfen einhergehen. Dies führt insbesondere bei Krämpfen in den Extremitäten zu Stürzen.

Da die Erkrankungen, die zu kurzzeitiger Ohnmacht führen, nur bedingt in der Betreuung beeinflusst werden können, ist eine enge Zusammenarbeit mit den behandelnden Ärzten unabdingbar.

Ausscheidungsverhalten

Inkontinenz ist als Sturzrisikofaktor anzusehen. Inkontinenzformen sowie die Ursachen einer Nykturie sollten im Rahmen einer möglichen Sturzprophylaxe diagnostisch abgesichert und in der Betreuung adäquat behandelt werden.

Angst vor Stürzen

Sturzvorgeschichte

Sturzangst kann als Indiz für eine erhöhte Sturzgefahr angesehen werden. Mögliche Ursachen für die Sturzangst können sein:

- Schlechter Gesundheitszustand
- Gangprobleme
- Depressionen
- Mangel an emotionaler Unterstützung nach Stürzen
- Benutzung von Gehhilfen
- Geringer kognitiver Status
- Geringe ökonomische Ressourcen
- Hohes Alter
- Sehbeeinträchtigungen
- Einnahme von mehreren Medikamenten
- Weibliches Geschlecht

Für die Beurteilung der Betreuung ist es nebensächlich, ob der Zusammenhang zwischen dieser Angst und der erhöhten Sturzgefahr direkt oder indirekt zustande kommt. Betreuungskräfte sollten bei der Erfassung von Sturzrisikofaktoren aber auch bedenken, dass Personen ohne Sturzangst ein hohes Sturzrisiko haben, da sie entweder ihre Sturzangst verdrängen oder aber aufgrund einer kognitiven Einschränkung ihre Sturzangst nicht deutlich machen können.

Extrinsische Risikofaktoren

Verwendung von Hilfsmitteln

Hilfsmittel werden meistens von Betroffenen mit eingeschränkter Bewegungsfähigkeit verwendet. Diese sollen das Sturzrisiko vermindern, es bleibt aber immer ein Restrisiko bestehen.

Denkbar ist aber auch, dass Hilfsmittel selbst eine Erhöhung der Sturzgefahr darstellen, wenn sich diese nicht in einwandfreiem Zustand befinden.

Schuhe und Kleidung

Es gibt keine gesicherten Studien, aber trotzdem können Kleidung und Schuhe ein erhöhtes Sturzrisiko darstellen, beispielsweise durch:

- Defekte Kleidung
- Offene Schnürsenkel
- Schwindelig werden beim Anziehen der Schuhe durch das Herunterbücken
- Die Verlagerung des Körperschwerpunkts
- Medikamente

Folgende Medikamente können insbesondere zu einer Erhöhung des Sturzrisikos führen:

- Psychopharmaka
- Antidepressiva
- Neuroleptika
- Sedativa/Hypnotika
- Benzodiazepine
- Antiarrhythmika
- Diuretika

Bei diesen Medikamenten können sturzrelevante Nebenwirkungen wie Schwindel, Koordinationsstörungen, Müdigkeit und Muskelschwäche oder -krämpfe auftreten. Betreuungskräften kommt in diesem Themenkomplex die Aufgabe zu, Neben- und Wechselwirkungen zu erfassen und diese umgehend den behandelnden Ärzten zu melden, um eine mögliche Anpassung der Medikamente zu initiieren.

Gefahren in der Umgebung

Gefahren in der Umgebung können zu einem erhöhten Sturzrisiko führen. Hierbei wird unterschieden zwischen Gefahren innerhalb und außerhalb von Räumen.

Gefahren innerhalb von Räumen und Gebäuden

- → Schlechte Beleuchtung
- → Steile Treppen
- → Mangelnde Haltemöglichkeiten
- → Glatte Böden
- → Stolpergefahren (z. B. lose Teppiche, Haustiere, herumliegende Gegenstände)

Gefahren außerhalb von Räumen und Gebäuden

- → Unebene Gehwege und Straßen
- → Mangelnde Sicherheitsausstattung
- → Wetterverhältnisse

Ob bei einem Betroffenen intrinsische oder extrinsische Risikofaktoren vorliegen, kann auf dem Formular der Sturzrisikoerhebung dokumentiert werden.

Beratung

Information und Beratung sind eine wichtige Interventionsmöglichkeit bei sturzgefährdeten Betroffenen. Die Erfassung von Sturzrisikofaktoren sowie die Planung und Durchführung von sturzprophylaktischen Maßnahmen können nur effektiv sein, wenn der Betroffene und/oder die Angehörigen von der Sinnhaftigkeit der geplanten Interventionen überzeugt sind und sich aktiv daran beteiligen. Information und Beratung sind somit Grundlage der Sturzprophylaxe. Im Rahmen der Beratung können z. B. folgende Maßnahmen vorgeschlagen werden:

1. Modifikation umgebungsbedingter Sturzgefahren

2. Balance- und Kraftübungen

- → Einbezug von Kraft- und Bewegungsübungen im Rahmen von angebotenen Aktivitäten (z. B. Seniorentanz, Gymnastikangebote)
- → Hüftkreisen

Abb. 3: Das Formular Einschätzung des Sturzrisikos ist urheberrechtlich geschützt. Der Nachdruck ohne vorherige schriftliche Genehmigung der Standard Systeme GmbH ist untersagt.

Name: Jahr: ________ Nr. ________

EINSCHÄTZUNG DES INDIVIDUELLEN STURZRISIKOS

(Quelle:Expertenstandard Sturzprophylaxe in der Pflege, Februar 2005)

Intrinsische Risikofaktoren (mitgebrachte Risikofaktoren)

1) Funktionseinbußen und Funktionsbeeinträchtigungen

- Probleme mit der Körperbalance/dem Gleichgewicht
- Gangveränderungen/eingeschränkte Bewegungsfähigkeit
- Erkrankungen, die mit veränderter Mobilität, Motorik und Sensibilität einhergehen
  - Multiple Sklerose
  - Parkinson'sche Erkrankung
  - Apoplexie/apoplektischer Insult
  - Polyneuropathie
  - Osteoarthritis
  - Krebserkrankungen
  - andere chronische Erkrank./schlechter klinischer Allgemeinzustand

2) Sehbeeinträchtigungen

- reduzierte Kontrastwahrnehmung
- reduzierte Sehschärfe
- ungeeignete Brillen

3) Beeinträchtigung der Kognition und Stimmung

- Demenz
- Depression
- Delir

4) Erkrankungen, die zu kurzzeitiger Ohnmacht führen

- Hypoglykämie
- haltungsbedingte Hypotension
- Herzrhythmusstörungen
- TIA (Transitorische ischämische Attacke)
- Epilepsie

5) Inkontinenz

- Dranginkontinenz, Nykturie
- Probleme beim Toilettengang

6) Angst vor Stürzen

7) Sturzvorgeschichte

Datum	Hdz.	Sturzrisiko anhand der 11 Faktoren ermitteln und bewerten! Individuelle Sturzrisikofaktoren nach fachlicher Einschätzung					Zutreffendes ankreuzen und bewerten
		1) ja nein	2) ja nein	3) ja nein	4) ja nein	5) ja nein	6) ja nein
		7) ja nein	8) ja nein	9) ja nein	10) ja nein	11) ja nein	Aktiv. Nr. ⬇
		☐ beratungsrelevant: ________ ☐ planungsrelevant: ________					

Extrinsische Risikofaktoren (von außen wirkende Risikofaktoren)

8) Verwendung von Hilfsmitteln

9) Schuhe (Kleidung)

10) Medikamente

- Psychopharmaka (mit Antidepressiva, Neuroleptika)
- Sedativa/Hypnotika (mit Benzodiazepinen)
- Antiarrhytmika
- Diuretika

11) Gefahren in der Umgebung

Innerhalb von Räumen und Gebäuden:

- schlechte Beleuchtung
- steile Treppen
- mangelnde Haltemöglichkeiten
- glatte Böden
- Stolpergefahr (z.B. Teppichkanten, herumliegende Gegenstände, Haustiere)

Außerhalb von Räumen und Gebäuden:

- unebene Gehwege und Straßen
- mangelnde Sicherheitsausstattung (z.B. Haltemöglichkeiten, Beleuchtung)
- Wetterverhältnisse (Glatteis, Schnee ...)

Datum	Hdz.	Sturzrisiko anhand der 11 Faktoren ermitteln und bewerten! Individuelle Sturzrisikofaktoren nach fachlicher Einschätzung					Zutreffendes ankreuzen und bewerten
		1) ja nein	2) ja nein	3) ja nein	4) ja nein	5) ja nein	6) ja nein
		7) ja nein	8) ja nein	9) ja nein	10) ja nein	11) ja nein	Aktiv. Nr. ⬇
		☐ beratungsrelevant: ________ ☐ planungsrelevant: ________					

Bestell-Nr. 81.533 STURZRISIKOEINSCHÄTZUNG

- → Über die Schulter schauen
- → Verschiedene Gehvariationen
- → Übungen mit Hilfsmitteln (z. B. Handtücher)
- → Übungen im geschlossenen und offenen Stand
- → Gehübungen
- → Gehen im Rollstuhl (Trippeln)
- → Beinbewegungen im Sitzen und Stehen am Stuhl
- → Armkreisen
- → Schulterübungen
- → Langsames Aufstehen vom Stuhl ohne Zuhilfenahme der Arme

3. Anpassung der Medikation

- → Absprache mit dem Arzt über Möglichkeiten der schrittweisen Herabsetzung von Psychopharmaka
- → Absprache mit dem Arzt über Möglichkeiten der Gabe von Vitamin D3

4. Modifikation von Sehbeeinträchtigungen

- → Aufsetzen der Brille
- → Reinigung der Brille
- → Aufsetzen der der Situation angemessenen Brille (z. B. keine Lesebrille beim Umhergehen)
- → Abstimmen der Brille auf das Sehvermögen des Betroffenen

5. Einsatz von Hilfsmitteln

- → Gehhilfen
- → Individuelle Anpassung der Gehhilfe
- → Verwendung eines Vierpunktgehstocks
- → Einweisung in den sachgerechten Gebrauch
- → Ansprechpartner festlegen bei Fragen zum sachgerechten Gebrauch
- → Hüftprotektoren
- → Hinwirken auf die Akzeptanz des Hüftprotektors
- → Schulung der Betroffenen
- → Information über die Wirkweise von Hüftprotektoren
- → Haltemöglichkeiten beim Aufstehen aus dem Bett schaffen
- → Weichen Sessel oder eine den Aufprall abdämpfende Matte vor das Bett legen

- → Einsatz eines Bettgitters, das nur bis zur Bettmitte reicht

6. Auswahl von Schuhen

- → Auf festes Schuhwerk achten
- → Schuhe mit Klettverschluss verwenden
- → Verwendung von Stoppersocken, wenn keine Schuhe getragen werden können

7. Weitere Einzelinterventionen

- → Einhalten der periodischen Funktionskontrollen des Herzschrittmachers
- → Einüben von sturzvermeidendem Verhalten

Um einen schriftlichen Nachweis über die Beratung zu haben, kann ein Protokoll über das Beratungsgespräch geführt werden. Dieses kann folgendermaßen aussehen:

<table>
<tr><td colspan="4">Nachweis Beratungsgespräch bei festgestelltem Sturzrisiko</td></tr>
<tr><td colspan="2">Bewohner:</td><td colspan="2">geb. am:</td></tr>
<tr><td colspan="2">Angehöriger/Betreuer:</td><td colspan="2">Adresse:</td></tr>
<tr><td colspan="2">Mitarbeiter:</td><td>Datum:</td><td>Uhrzeit
von bis</td></tr>
<tr><td colspan="4">Festgestellte Risikofaktoren</td></tr>
<tr><td colspan="2">Intrinsische Risikofaktoren</td><td colspan="2">Extrinsische Risikofaktoren</td></tr>
<tr><td colspan="4">Vorgeschlagene Maßnahmen zur Sturzprophylaxe:</td></tr>
<tr><td colspan="4">Akzeptierte Maßnahmen:</td></tr>
<tr><td colspan="4">Abgelehnte Maßnahmen:</td></tr>
<tr><td colspan="4">Weitere Vereinbarungen</td></tr>
<tr><td colspan="4">Unterschriften</td></tr>
<tr><td></td><td></td><td></td><td></td></tr>
</table>

Das Ergebnis des Beratungsgespräches sollte im Anschluss daran in die Pflegeprozessplanung integriert werden und in regelmäßigen Abständen evaluiert werden.

Innerhalb der Einrichtung sollte eine Leitlinie zur Umsetzung des Expertenstandards entwickelt werden. Diese kann folgendermaßen aussehen:

Leitlinie Prophylaxen: *Sturz*

In Anlehnung an den Expertenstandard Sturzprophylaxe

AEDL: Für eine sichere Umgebung sorgen können, sich bewegen	ATL: Sich sicher fühlen und verhalten, sich bewegen

Problem:

Sturzgefahr aufgrund von:

a) Intrinsischen Risikofaktoren:

Probleme mit der Körperbalance / dem Gleichgewicht, Gangveränderungen / eingeschränkte Bewegungsfähigkeit, Sehbeeinträchtigungen,

Beeinträchtigung der Kognition und Stimmung (Demenz, Depression, Delir); Erkrankungen; die zu kurzzeitiger Ohnmacht führen, z. B. Hypoglykämie, Inkontinenz, Angst vor Stürzen, Sturzvorgeschichte.

b) Extrinsischen Risikofaktoren:

Verwendung von Hilfsmitteln, Schuhe, Kleidung, Medikamente, Gefahren in der Umgebung (innerhalb von Räumen und Gebäuden, außerhalb von Räumen und Gebäuden)

Ziel:

Sturzgefahr minimieren, Verletzungsgefahr minimieren, Minimierung von Ängsten

Sicherstellung der Informationsweitergabe, Erhaltung und Wiedergewinnung der sicheren Mobilität. Durch Erreichen der Selbstständigkeit und Bewegungsunabhängigkeit Steigerung der Lebensqualität und somit Sicherheit, Betroffene sind über das Risiko informiert

Vorbereitung/Material:

Einschätzung des Sturzrisikos mit Hilfe intrinsischer und extrinsischer Risikofaktoren, Entscheidung über Beratungsbedarf treffen, Planungsrelevanz festlegen.

- → Modifikation umgebungsbedingter Sturzgefahren
- → Balance- und Kraftübungen
- → Anpassung der Medikation
- → Modifikation von Sehbeeinträchtigungen
- → Einsatz von Hilfsmitteln
- → Auswahl von Schuhen
- → Einzelinterventionen

Qualitätssicherung:

Prophylaktische Maßnahmen können Sturz- und Verletzungsgefahr minimieren und sichern damit Qualität.

Individuelle Risikoeinschätzung und Dokumentation in der Pflegedokumentation.

Fachlich kompetente und professionelle Handlungsweise.

Evaluation erfolgt lt. Pflegeplan. Ergebnisprüfung über Pflegevisite und Fallgespräch.

Erstellungsdatum:

Gültigkeit bis: Revisionsdatum: Unterschrift PDL

Sturzereignisprotokoll

Da Stürze zum Lebensrisiko dazugehören, können in der Einrichtung immer wieder Stürze auftreten. Diese sollten sorgfältig z. B. mit Hilfe eines Sturzprotokolls oder eines Zwischenfallmeldebogens analysiert werden.

Folgende Elemente sollte ein Protokoll beinhalten[8]:

- → Zeitpunkt des Sturzes
- → Situationsbeschreibung
- → Aktivitäten vor einem Sturz
- → Ort des Sturzes
- → Zustand vor einem Sturz
- → Folgen des Sturzes
- → Eingeleitete Folgemaßnahmen

Die systematische Sturzdokumentation ist ein wichtiges Instrument im Rahmen der Sturzprävention, um die bisher eingeleiteten Maßnahmen und ihre Auswirkungen systematisch beurteilen zu können. Darüber hinaus hat das Sturzereignisprotokoll auch eine wichtige haftungsrechtliche Absicherungsfunktion.

Im Folgenden ist aufgezeigt, wie ein Sturzereignisprotokoll aussehen kann.

Sturzereignismeldung an die Pflegedienstleitung	
Bewohnername:	Geb. am:
Wohnbereich (Adresse):	Zimmernummer:
Sturzereignisbeschreibung	
Datum: Zeitpunkt des Auffindens/des Sturzes:	
Ort: ❍ im Zimmer ❍ im Bad ❍ im Flur ❍ außerhalb des Wohnbereichs ❍ sonstiges	
Bewohner in welcher Lage vorgefunden (evtl. Nähe welches Möbelstücks:	
❍ ansprechbar ❍ nicht ansprechbar	
Kann der Bewohner Angaben zum Hergang machen?	❍ nein ❍ ja
Folgende Angaben:	
Bewohner äußert Schmerzen:	❍ nein ❍ ja
Folgende Angaben:	
Ereignisfolgen: Verletzungen?	❍ nein ❍ ja
Folgende Angaben:	
Maßnahmen (bitte beschreiben):	

8 Vgl. DNQP: Expertenstandard Sturzprophylaxe, S. 92 f.

Sturzereignismeldung an die Pflegedienstleitung

Weiteres Vorgehen:

❍ Info Arzt	❍ Ja	❍ nein, weil:
❍ Einweisung Krankenhaus	❍ Ja	❍ nein, weil:
❍ Info Angehörige/Betreuer	❍ Ja	❍ nein, weil:
❍ Info Fachkraft	❍ Ja	❍ nein, weil:
Dokumentation: Sind Sturzhergang und Folgen gut genug vermerkt?		❍ nein ❍ ja
Beleuchtung am Ort des Ereignisses	❍ ausreichend	❍ gut ❍ schlecht
Der Bewohner trug zum Zeitpunkt des Geschehens festes Schuhwerk:		❍ nein ❍ ja
Folgende Angaben:		
Datum:________________		
________________ **Unterschrift der Pflegekraft**		________________ ggf. Unterschrift Zeuge

Checkliste Sturzprophylaxe

Mit Hilfe der Checkliste kann man überprüfen, welche Ebenen des Expertenstandards in der Einrichtung bereits umgesetzt sind und welche noch umgesetzt werden müssen. Es empfiehlt sich für die Ebenen, die noch umgesetzt werden müssen, eine Zeitstrategie zu entwickeln, bis wann diese umgesetzt sein sollen.

Ebene	**Maßnahmen / Instrumente**	**vorhanden**	**nicht vorh.**
S1	Schulung über individuelle Risikofaktoren		
S2	Schulung über die Beratung der Risikofaktoren und entsprechender Interventionen		
S3	Schulung über wirksame Interventionen, Hilfsmittelarten		
S4a	Schaffung notwendiger räumlicher und technischer Voraussetzungen		
S4b	Kontaktaufnahme zu anderen Berufsgruppen		
S5	Einrichtung von Informations- und Kommunikationsstrukturen, berufsübergreifende Schulungen		
S6	PFK ist zur systematischen Sturzerfassung und -analyse befähigt		
P1	Risikoassessment, intrinsische und extrinsische Risikofaktoren		
P2	Beratungs- und Informationsgespräch		
P3	Entwicklung eines individuellen Maßnahmenplans, Pflegeprozessplanung		
P4	Gezielte Anwendung der Interventionen, individuelle Umgebungsanpassung, Einsatz geeigneter Hilfsmittel		
P5	Pflegeprozessplanung, Beratungsgespräch, Angehörigenabend und -schulungen		
P6	Sturzereignismeldung, Sturzprotokoll, Neueinschätzung Sturzgefahr		
E1	Ausgefüllter Risikoassessmentbogen liegt vor		
E2	Beratungs- und Informationsnachweis liegt vor		

Ebene	Maßnahmen / Instrumente	vorhanden	nicht vorh.
E3	Individueller Maßnahmenplan, Pflegeprozessplanung liegen vor		
E4	Dem individuellen Sturzrisiko angepasste Interventionen, Hilfsmittel und Umgebung sind eingeleitet		
E5	Alle Beteiligten sind aktuell informiert. Beratung ist erfolgt, Prophylaxe wird durchgeführt, Hilfsmittel werden richtig angewandt		
E6	Jeder Sturz ist dokumentiert und analysiert		

Aktuelle Rechtsprechung

Am 17.01.2006 wurde vom OLG Dresden (Az. 2 U 753/04) ein wichtiges Urteil zur Sturzthematik gesprochen. Ausgangspunkt war, dass eine Bewohnerin in einer Einrichtung gestürzt war. Infolge des Sturzes sind Behandlungskosten in Höhe von 86.067,04 € aufgetreten. Die Krankenkasse wollte diese Behandlungskosten von der Wohneinrichtung erstattet haben, da sie der Meinung war, dass der Sturz Resultat eines Pflegefehlers war. Im Rahmen der Beweisaufnahme wurde festgestellt, dass die gestürzte Bewohnerin sämtliche Freiheitseingriffe kategorisch ablehnte. Darüber hinaus wurde festgestellt, dass sich die Bewohnerin der daraus entstehenden Risiken im vollem Umfang bewusst war, da eine ausführliche Aufklärung durch eine Pflegefachkraft stattgefunden hatte. Da die Einrichtung die Beratung der Bewohnerin nachweisen konnte, wurde die Klage der Krankenkasse zurückgewiesen, denn das OLG Dresden kam zu dem Ergebnis, dass man eine eigenverantwortliche Entscheidung respektieren muss, auch wenn dieser Wille als „unvernünftig" einzustufen ist.

Dieses Urteil zeigt nochmal, wie wichtig der Nachweis der Beratung ist.

Expertenstandard Schmerzmanagement

Schmerzen beeinflussen das psychische, physische und soziale Befinden und somit die Lebensqualität der Betroffenen und ihrer Angehörigen, was durch ein frühzeitiges Schmerzmanagement oftmals verhindert werden könnte. Im Expertenstandard wird der pflegerische Beitrag zum Schmerzmanagement beschrieben und hat zum Ziel, die Schmerzwahrnehmung der Pflegekräfte zu verstärken und somit den Betroffenen unnötiges Leid zu ersparen und einer Chronifizierung vorzubeugen.

Zu Beginn des pflegerischen Auftrags sollten die Pflegefachkräfte den Bewohner oder die Angehörigen gezielt nach Schmerzen befragen, da die Betroffenen von sich aus häufig nur ungern über ihre Schmerzen reden. Folgende Fragen empfiehlt der Expertenstandard[9]:

→ Haben Sie irgendwelche schmerzbedingten Probleme?

→ Haben Sie jetzt Schmerzen?

Wenn eine der beiden Fragen mit ja beantwortet wird, sollte eine gezielte Schmerzeinschätzung durchgeführt werden. Hierbei sollte das Prinzip der Selbsteinschätzung Vorrang vor einer Fremdeinschätzung haben, da Schmerzen immer subjektiv sind und nur der Betroffene die Schmerzintensität zuverlässig bestimmen kann. Eine Fremdeinschätzung sollte nur durchgeführt werden, wenn die Möglichkeit der Selbsteinschätzung ausgeschlossen wurde. Gerade wenn eine Fremdeinschätzung notwendig wird, ist ein sensibles Vorgehen der Pflegefachkräfte notwendig.

Systematische Schmerzeinschätzung

Ein wichtiger Bestandteil der Schmerzeinschätzung ist die Ermittlung der Schmerzintensität. Diese sollte mit Hilfe von Schmerzskalen erhoben werden.

Empfohlene Instrumente

→ Nummerische Rangskala (NRS)

→ Visuelle Analogskala (VAS)

→ Verschiedene Gesichterskalen

9 Vgl. DNQP: Expertenstandard Schmerzmanagement, S. 46

Nummerische Rangskala

Die NRS ist eine elfstufige Skala, wobei 0 kein Schmerz und 10 den stärksten vorstellbaren Schmerz bezeichnet.

Visuelle Analogskala

Die VAS ist eine 10 cm lange Linie. Am einen Ende steht „kein Schmerz“, am anderen Ende „stärkster vorstellbarer Schmerz“. Der Betroffene soll einen Punkt auf der Linie markieren, der seinem momentanen Schmerz entspricht.

Gesichterskalen

Die Gesichterskalen kommen eigentlich aus der Jugendarbeit. Auf dem linken Pol der Schablone sieht man ein lachendes Gesicht, der rechte Pol endet mit einem weinenden Gesicht.

Wenn man sich bei einem Betroffenen für eine Skala entschieden hat, sollte immer die gleiche Skala zur Schmerzeinschätzung verwendet werden, damit die Ergebnisse vergleichbar werden.

Verlaufskontrolle

Die Einschätzung der Schmerzintensität und der schmerzbedingten Probleme wird in individuell festgelegten Zeitabständen bei Ruhe und bei Belastung wiederholt, sofern es der Zustand des Betroffenen erlaubt. Wichtig ist die wiederholte, kontinuierliche Schmerzeinschätzung, da die einmalige Messung der Schmerzintensität nichts besagt.

Belastung und Bewegung wirken oftmals schmerzverstärkend, was häufig dazu führt, dass der Betroffene eine Schonhaltung einnimmt, welche die Gefährdungen für Pneumonie, Dekubitus, Thrombose oder Kontrakturen verstärkt. In diesem Sinne gilt es, Bewegungsschmerz vorzubeugen bzw. frühzeitig zu erkennen.

Eine konsequente Dokumentation stellt sicher, dass alle Mitarbeiter des Teams informiert sind und relevante Informationen über die adäquate Schmerzbehandlung Einfluss auf die notwendigen Interventionen haben.

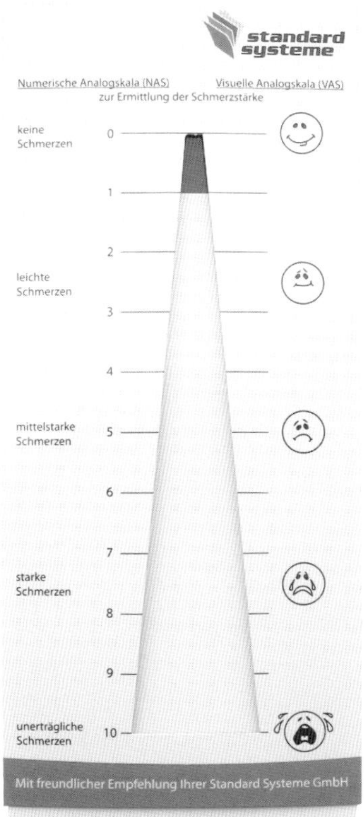

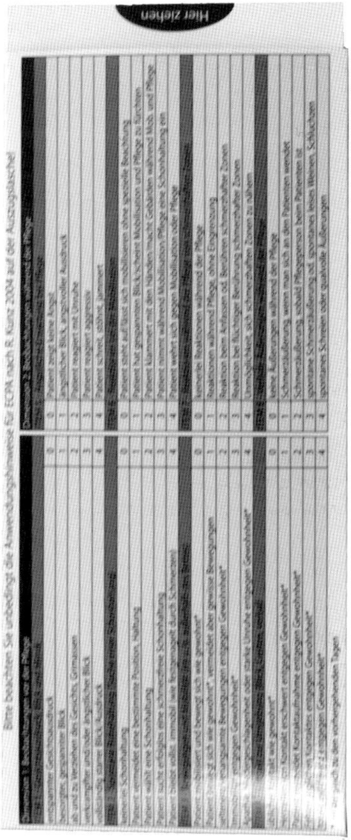

Abb. 4 und 5: Schmerzintensionsschieber mit visueller Analog- und nummerischer Rangskala, ECPA-Erläuterungen auf der Rückseite, nach Dr. R. Kunz (2004)

Intervention

Bei einer Schmerzintensität von mehr als 3/10 analog der nummerischen Rangskala ist eine Intervention notwendig, da es hierbei bereits zu physischen und psychischen Funktionseinbußen (z. B. Mobilitäts-, Schlafstörungen, Veränderung der sozialen Interaktion und Stimmung...) kommen kann.

Aus diesem Grunde sollte spätestens bei einer Schmerzintensität von mehr als 3/10 der Arzt informiert werden, damit eine Anpassung oder Neuansetzung der Schmerzmedikation erfolgen kann. Die Pflegefachkraft sollte zusammen mit dem Bewohner überprüfen, ob die veränderte Schmerzmedikation zu einer ausreichenden Schmerzlinderung geführt hat.

Da Schmerzen sehr vielfältig und unterschiedlich sein können, ist es wichtig, dass die Pflegefachkraft die relevanten Informationen zur Schmerzsituation sammelt und dem Arzt zur Verfügung stellt. Relevante Informationen können z. B. sein[10]:

- → Schmerzlokalisation
- → Schmerzqualität
- → Zeitliche Dimensionen
- → Verstärkende und lindernde Faktoren
- → Auswirkungen auf das Alltagsleben

Formular zur Darstellung des Schmerzmanagements

Um alle relevanten Informationen zum Schmerzgeschehen sammeln zu können, setzt der Expertenstandard voraus, dass die Einrichtung geeignete Dokumentationsinstrumente zur Verfügung stellt.

10 Vgl. DNQP: Expertenstandard Schmerzmanagement, S. 47

Name: **SCHMERZEINSCHÄTZUNG** (in Anlehnung an den Expertenstandard Schmerzmanagement) Jahr: Nr:

Selbsteinschätzung = blau **Fremdeinschätzung = rot** **Intervention bei mehr als 3/10 notwendig!**

Bitte betroffene Körperregionen deutlich markieren!

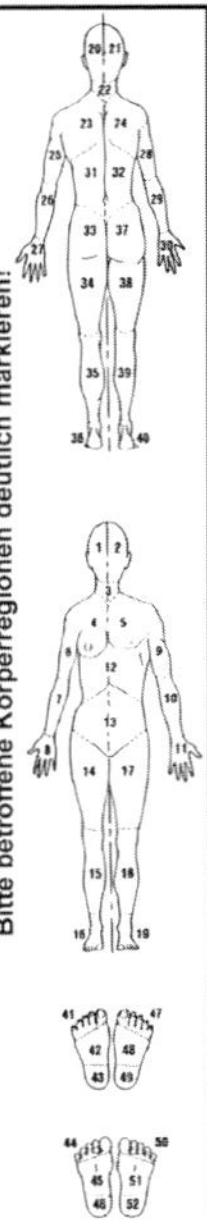

	0 = kein Schmerz 10 = stärkster vorstellbarer Schmerz	**Dat.:** **Uhrz.:**	**Dat.:** **Uhrz.:**	**Dat.:** **Uhrz.:**	**Dat.:** **Uhrz.:**	**Dat.:** **Uhrz.:**	**Dat.:** **Uhrz.:**	**Dat.:** **Uhrz.:**	**Dat.:** **Uhrz.:**
IM RUHEZUSTAND	**Schmerzeinschätzung im Ruhezustand** 0 1 2 3 4 5 6 7 8 9 10	Intensität übertragen! ☐	Intensität übertragen! ☐	Intensität übertragen! ☐	Intensität übertragen! ☐	Intensität übertragen! ☐	Intensität übertragen! ☐	Intensität übertragen! ☐	Intensität übertragen! ☐
	Schmerzeinschätzung bei Personen, die sich nicht verbal äußern können im Ruhestand 0 2 4 6 8 10	Intensität übertragen! ☐	Intensität übertragen! ☐	Intensität übertragen! ☐	Intensität übertragen! ☐	Intensität übertragen! ☐	Intensität übertragen! ☐	Intensität übertragen! ☐	Intensität übertragen! ☐
BEI BELASTUNG	**Schmerzeinschätzung bei Belastung** 0 1 2 3 4 5 6 7 8 9 10	Intensität übertragen! ☐	Intensität übertragen! ☐	Intensität übertragen! ☐	Intensität übertragen! ☐	Intensität übertragen! ☐	Intensität übertragen! ☐	Intensität übertragen! ☐	Intensität übertragen! ☐
	Schmerzeinschätzung bei Personen, die sich nicht verbal äußern können bei Belastung 0 2 4 6 8 10	Intensität übertragen! ☐	Intensität übertragen! ☐	Intensität übertragen! ☐	Intensität übertragen! ☐	Intensität übertragen! ☐	Intensität übertragen! ☐	Intensität übertragen! ☐	Intensität übertragen! ☐
	b = beratungsrel. p = planungsrel.	☐ b ☐ p	☐ b ☐ p	☐ b ☐ p	☐ b ☐ p	☐ b ☐ p	☐ b ☐ p	☐ b ☐ p	☐ b ☐ p
	Information an den Hausarzt	☐ ja ☐ nein	☐ ja ☐ nein	☐ ja ☐ nein	☐ ja ☐ nein	☐ ja ☐ nein	☐ ja ☐ nein	☐ ja ☐ nein	☐ ja ☐ nein
		Hdz.	**Hdz.**	**Hdz.**	**Hdz.**	**Hdz.**	**Hdz.**	**Hdz.**	**Hdz.**

Abb. 6: Formular Schmerzeinschätzung. Das Formular ist urheberrechtlich geschützt.

Formularbeschreibung

Auf der Vorderseite kann zunächst die Schmerzlokalisation vorgenommen werden. Darüber hinaus kann die Schmerzintensität differenziert im Ruhezustand und bei Belastung auf Grundlage der NRS oder auf Grundlage der Gesichterskala dokumentiert werden. Auf der Rückseite können folgende Informationen zur Schmerzsituation festgehalten werden:

- → Grunderkrankungen
- → Empfundene Schmerzqualität
- → Medikamentöse Behandlung
- → Nichtmedikamentöse Behandlung
- → Was lindert/verstärkt die Schmerzen
- → Beginn/Verlaufsform/Rhythmus/Dauer der Schmerzen
- → Schmerzausdruck
- → Schmerzbedingte Folgen/Probleme
- → Einfluss der Schmerzen auf den Allgemeinzustand

Schmerzmedikamente

Der Expertenstandard setzt voraus, dass die Pflegefachkraft das erforderliche Wissen zur medikamentösen Schmerzbehandlung hat, ebenso sollte sie die schmerzmittelbedingten Nebenwirkungen, deren Prophylaxe und Behandlungsmöglichkeiten kennen.

In der Schmerztherapie haben sich verschiedene Medikamente bewährt. Man unterscheidet vier Gruppen:

1. Analgetika
2. Psychopharmaka
3. Antiepileptika
4. Kortison

Bei den Analgetika wird unterschieden zwischen nicht-opioiden und schwachen bzw. starken opioiden Analgetika.

Nicht opioide Analgetika

Nr.	Wirksubstanz	mögliche Nebenwirkungen
1	Acetylsalicylsäure	Magenschmerzen, Übelkeit, Gerinnungsstörungen
2	Paracetamol	Leberschäden, Blutbildveränderungen
3	Metamizol	Allergische Reaktion, Blutbildveränderungen
4	Ibuprofen	Magenschmerzen, Übelkeit, Gerinnungsstörungen, Ödeme, Kopfschmerzen
5	Naproxen	Magenschmerzen, Übelkeit, Gerinnungsstörungen, Ödeme
6	Diclofenac	Magenschmerzen, Übelkeit, Gerinnungsstörungen, Ödeme

Schwache opioide Analgetika

Nr.	Wirksubstanz	mögliche Nebenwirkungen
1	Tilidin	Obstipation, Übelkeit, Erbrechen, Schwindel
2	Tramadol	Obstipation, Übelkeit, Erbrechen, Blutdrucksenkung
3	Codein	Obstipation, Übelkeit, Erbrechen, Schwindel, Müdigkeit, Magen-Darmprobleme

Starke opioide Analgetika

Nr.	Wirksubstanz	mögliche Nebenwirkungen
1	Fentanyl	Obstipation, Übelkeit, Erbrechen
2	Morphin	Obstipation, Übelkeit, Erbrechen
3	Buprenorphin	Obstipation, Übelkeit, Erbrechen
4	Oxycodon	Obstipation, Übelkeit, Erbrechen

Die Auswahl der Analgetika sollte nach dem WHO-Stufenplan erfolgen.

Neben den Analgetika können Co-Medikamente zum Einsatz kommen.

Psychopharmaka

Nr.	Wirksubstanz	typische Nebenwirkungen
1	Amitriptylin	Herzrhythmusstörungen, Mundtrockenheit, Verstopfung, Müdigkeit, Gewichtszunahme
2	Doxepin	Herzrhythmusstörungen, Mundtrockenheit, Verstopfung, Müdigkeit, Gewichtszunahme

Antiepileptika

Nr.	Wirksubstanz	typische Nebenwirkungen
1	Carbamazepin	Störung der Leberfunktion, Blutbildungsstörung, Müdigkeit, Hautreaktionen
2	Gabapentin	Müdigkeit, Schwindel, Gewichtszunahme durch Wassereinlagerungen, Oberbauchbeschwerden

Kortison

Nr.	Wirksubstanz	typische Nebenwirkungen
1	Dexamethason	kurzfristig, kaum Langzeittherapie: Störung des Zuckerstoffwechsels, Schlafstörung, erhöhte Infektanfälligkeit, Gewichtszunahme, Wasseransammlung im Gewebe, Osteoporose, Magen-Darm-Geschwüre

Die Auflistung der Wirksubstanzen und der möglichen Nebenwirkungen erhebt keinen Anspruch auf Vollständigkeit. Sie kann der Einrichtung als Grundlage dienen und sollte bei Notwendigkeit ergänzt werden.

Bei Neueinstellung bzw. Anpassung sollte der Behandlungserfolg in den Zeitabständen erfolgen, die dem eingesetzten Analgesieverfahren entsprechen. Bei i.v. Applikation wird die Überprüfung nach einer halben Stunde, bei oraler Gabe nach einer Stunde empfohlen.

Schmerzmittelbedingte Nebenwirkungen

Neben den gewünschten Wirkungen können bei der Gabe der Schmerzmedikamente auch Nebenwirkungen auftreten. Laut Expertenstandard sollte die Pflegefachkraft diese kennen und in Absprache mit dem Arzt Maßnahmen zur Prophylaxe und Behandlung von schmerzmittelbedingten Nebenwirkungen durchführen.

Medikamente, die zur Behandlung der Nebenwirkungen der Analgetika eingesetzt werden können

1. Antiemetica

- → Procainamid-Derivate (z. B. Metoclopramid)
- → Antihistaminika (z. B. Dimenhydrinat)
- → 5-Hydroxytryptamin-Antagonisten (z. B. Ondansetron, Tropisetron)
- → Neuroleptika (z. B. Haloperidol)
- → Glukokortikoide (z. B. Dexamethason)

2. Laxantien

- → Macrogel
- → Lactulose
- → Natriumpicosulfat
- → Bisacodyl

Nichtmedikamentöse Methoden zur Schmerzlinderung

Die Wirkung von nichtmedikamentösen Maßnahmen zur Schmerzlinderung ist nur begrenzt wissenschaftlich nachgewiesen, dennoch wird die Durchführung in Abstimmung mit den beteiligten Berufsgruppen empfohlen, da die Praxis zeigt, dass sich diese Methoden oft positiv auswirken. Nichtmedikamentöse Unterstützungen können z. B. sein:

- → Wärme/Kälte
- → Akupunktur/Akupressur
- → Entspannung, Meditation
- → Musik, Ablenkung, Videos, Fernsehen
- → Massagen

Auch scheinbar harmlose Anwendungen können Kontraindikationen haben, die bekannt sein müssen, um Komplikationen zu vermeiden!

Das pflegerische Repertoire wird durch die Anwendung nichtmedikamentöser Methoden erweitert.

Leitlinie Schmerzmanagement:

In Anlehnung an den Expertenstandard Schmerzmanagement

AEDL: Sich bewegen; mit existenziellen Erfahrungen des Lebens umgehen	ATL: Sich bewegen, Sinn finden im Werden, Sein, Vergehen.

Problem: Akute oder chronische Schmerzen, zu erwartende Schmerzen, schmerzbedingte Probleme

Ziel: Entstehung von Schmerzen vorbeugen, Reduzierung der Schmerzen auf ein erträgliches Maß, Beseitigung vorhandener Schmerzen, Vermeidung von psychischen und physischen Beeinträchtigungen, Vermeiden von Verzögerungen des Genesungsverlaufs, Vermeidung der Chronifizierung von Schmerzen, Lebensqualität, Bewohner und/oder Angehörige sind über das Schmerzgeschehen informiert

Vorbereitung/Material: Es existieren Schablonen zur Schmerzeinschätzung, ebenso ein Formular zur Dokumentation des Schmerzgeschehens, darüber hinaus eine Checkliste zu den Schmerzmedikamenten und zu den nichtmedikamentösen Maßnahmen, sowie eine Checkliste zum Nachweis des Beratungsgespräches.

Pflegerische Maßnahme: Bei beginnendem pflegerischem Auftrag wird das Schmerzempfinden erhoben und in der Pflegeanamnese dokumentiert. Werden keine Schmerzen benannt, wird die Schmerzeinschätzung spätestens alle 8 Wochen wiederholt.

Bei festgestellten Schmerzen oder schmerzbedingten Problemen erfolgt eine systematische Einschätzung der Schmerzintensität und der Schmerzsituation mit Hilfe der NRS oder mit Hilfe von Gesichterskalen. Eine Selbsteinschätzung hat hierbei Vorrang vor einer Fremdeinschätzung. Ebenso werden Aussagen zu Schmerzlokalisation, Schmerzqualität, zeitlichen Dimensionen, Einflussfaktoren und Auswirkungen auf das Alltagsleben getroffen. Die Einschätzung wird wenn möglich in Ruhe und bei Belastung/Bewegung durchgeführt. Eine Information des Arztes erfolgt spätestens bei Schmerzäußerungen von mehr als 3/10, es sei denn, mit dem Arzt wurde eine andere Absprache getroffen. Nach Veränderung der Medikation wird die Wirkweise der veränderten Medikation systematisch (i. d. R. 60 Minuten nach oraler Gabe) überprüft. Sollte bei einem Bewohner im Rahmen des Schmerzmanagements eine Bedarfsmedikation zum Einsatz kommen, wird nach Gabe deren Wirkweise ebenfalls systematisch (i. d. R. 60 Minuten nach oraler Gabe) überprüft. Im Rahmen des Schmerzmanagements werden dem Bewohner geeignete Maßnahmen zur nichtmedikamentösen Unterstützung angeboten und das Ergebnis dieses Beratungsgespräches wird in der Checkliste festgehalten. Danach wird das Schmerzgeschehen in die Pflegeprozessplanung integriert. Bei Veränderungen der Schmerzsituation erfolgt immer eine Schmerzeinschätzung und spätestens bei Schmerzäußerungen von mehr als 3/10 eine Information des Arztes.

Qualitätssicherung: Ein angemessenes Schmerzmanagement kann dem Entstehen von Schmerzen vorbeugen, sie auf ein erträgliches Maß reduzieren, beseitigen und schmerzbedingte Folgen und Nebenwirkungen reduzieren und sichert damit Qualität. Individuelle Risikoeinschätzung und Dokumentation erfolgt in der Pflegedokumentation. Fachlich kompetente und professionelle Handlungsweise. Evaluation erfolgt lt. Pflegeplan. Ergebnisprüfung über Pflegevisite und Fallgespräch.

Erstellungsdatum:	Gültigkeit bis:	Revisionsdatum	Unterschrift PDL

Ein Ablaufschema zur Umsetzung des Expertenstandards innerhalb der Einrichtung kann folgendermaßen dargestellt werden:

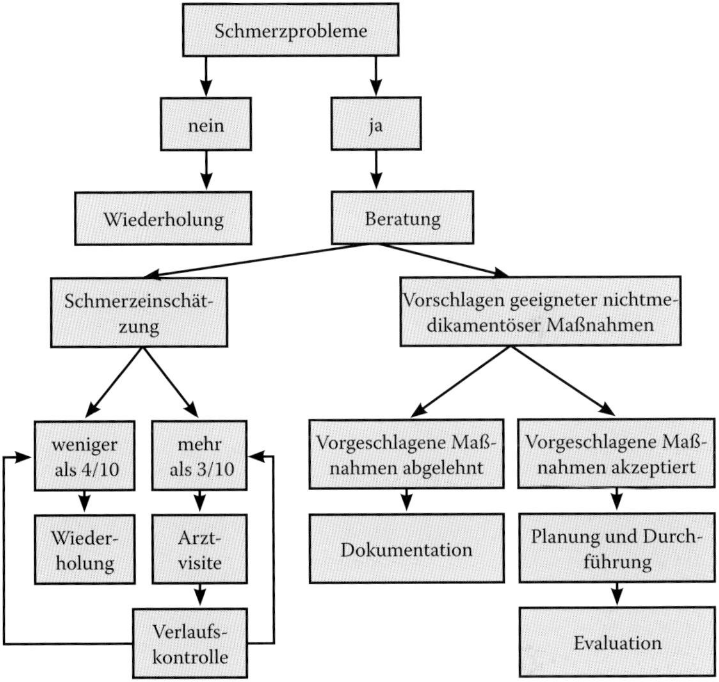

Abb. 7: Ablaufschema zur Implementierung der Expertenstandards

Beratungs- und Schulungskompetenz

Wissen ist die Voraussetzung für ein erfolgreiches Schmerzmanagement. Die Aufgabe der Pflegekraft ist es, über notwendige Kompetenzen zu verfügen, um Betroffene und Angehörige in Bezug auf Schmerz und schmerzbedingte Probleme aufzuklären und zu beraten.

Um einen schriftlichen Nachweis über die Beratung zu haben, kann ein Protokoll über das Beratungsgespräch geführt werden. Dieses kann folgendermaßen aussehen:

Die relevanten Ergebnisse des Beratungsgespräches sollten im Anschluss in die Pflegeprozessplanung integriert werden und in regelmäßigen Abständen evaluiert werden.

Innerhalb der Einrichtung sollte eine Leitlinie zur Umsetzung des Expertenstandards entwickelt werden. Diese kann folgendermaßen aussehen:

Checkliste:

Mit Hilfe der Checkliste kann man überprüfen, welche Ebenen des Expertenstandards in der Einrichtung bereits umgesetzt sind und welche noch umgesetzt werden müssen. Es empfiehlt sich für die Ebenen, die noch umgesetzt werden müssen, eine Zeitstrategie zu entwickeln, bis wann diese umgesetzt sein sollen.

Ebene	Maßnahmen / Instrumente	vorhanden	nicht vorh.
S1a	Schulung zur systematischen Schmerzeinschätzung		
S1b	Bereitstellung von Einschätzungs- und Dokumentationsinstrumenten		
S2a	Schulung zur medikamentösen Schmerzbehandlung		
S2b	Erstellung von Verfahrensregeln zur medikamentösen Schmerzbehandlung		
S3	Schulung über nicht-medikamentöse Maßnahmen zur Schmerzlinderung		
S4	Einrichtung von Informations- und Kommunikationsstrukturen, berufsübergreifende Schulungen		
S5a	Beratungskompetenz liegt vor		
S5b	Schulungs- und Informationsmaterial, intern und extern		
P1	Erfassung und Analyse der Schmerzen oder schmerzbedingter Probleme, nummerische Rangskala und visuelle Ratingskala liegen vor		
P2	Umsetzung der geltenden Verfahrensregel, ärztliche Anordnungen, Überwachung der Wirksamkeit		
P3	Angebot für nicht-medikamentöse Maßnahmen, Überwachung der Wirksamkeit		
P4	Pflegeprozessplanung, Beratungsgespräch, Angehörigenabend und -schulungen		
P5	Durchführung von gezielten Schulungen und Beratungen		
E1	Aktuelle, systematische Schmerzeinschätzung und Verlaufskontrolle liegen vor		
E2	Schmerzfreiheit, Schmerzlinderung		
E3	Verhinderung von schmerzmittelbedingten Nebenwirkungen ist erfolgreich		
E4	Positive Auswirkungen der Maßnahmen für den Betroffenen		
E5	Alle Beteiligten sind aktuell informiert		

Expertenstandard

Förderung der Harnkontinenz

Grundsätzlich versteht man unter Harninkontinenz jeglichen unfreiwilligen Urinverlust. Die Harninkontinenz stellt neben dem medizinischen auch ein psychosoziales und finanzielles Problem dar. Da die Inkontinenz von den Betroffenen aus Gründen der Scham oft tabuisiert wird, ist ein sensibles Vorgehen der Pflegefachkräfte notwendig. Diese sollten bei Kontinenzproblemen dem Betroffenen eine ausführliche Beratung zur Kontinenzerhaltung und -förderung anbieten. Vor der Einbeziehung der Angehörigen ist eine Rücksprache mit dem Betroffenen notwendig, da dieser möglicherweise nicht wünscht, dass die Angehörigen informiert werden. Auch wenn die Nichteinbeziehung der Angehörigen zu großen Problemen bei der kontinuierlichen Umsetzung führen kann, muss dieser Wunsch unbedingt berücksichtigt werden[11].

Zu Beginn der Betreuung oder bei veränderter Pflegesituation und in regelmäßigen festgelegten Zeitabständen sollten Pflegefachkräfte überprüfen, ob die Bewohner Symptome und Risikofaktoren in Verbindung mit einer Harninkontinenz haben.

Häufige Symptome der Inkontinenz

→ Unfreiwilliger Urinverlust bei körperlicher Belastung (z. B. Husten, Niesen)

→ Unfreiwilliger Urinverlust mit Harndrang einhergehend

→ Unfreiwilliger Urinverlust in Kombination mit Harndrang und bei körperlicher Anstrengung

→ Unfreiwilliger Urinverlust mit eingeschränktem/fehlendem Gefühl für Blasenfüllung, evtl. in Verbindung mit vegetativen Symptomen

→ Pollakisurie (Drang zum häufigen Wasserlassen bei geringer Harnmenge)

→ Nykturie (nächtliches Aufwachen durch Harndrang mit anschließender Blasenentleerung ein- oder mehrmals)

→ Verzögerter Beginn der Miktion

→ Pressen beim Wasserlassen

→ Tröpfeln nach dem Wasserlassen (Nachträufeln)

→ Ständiger Urinabgang

→ Gefühl der nicht vollständig entleerten Blase

→ Syndrom der überaktiven Blase

11 S. Präambel des Expertenstandards

- → Enuresis (unwillkürliche Blasenentleerung)
- → Enuresis nocturna (Einnässen während des Schlafes)

Formen der Harninkontinenz aufgrund veränderter Speicher- und Entleerungsfunktion[12]

Stress(Belastungs-)inkontinenz

Unfreiwilliger Urinverlust einhergehend mit körperlicher Belastung (z. B. Niesen)

Dranginkontinenz

Unfreiwilliger Urinverlust, der mit plötzlich auftretendem, nur schwer unterdrückbarem Harndrang einhergeht oder diesem unmittelbar vorausgeht.

Mischinkontinenz

Unfreiwilliger Urinverlust, der sowohl im Zusammenhang mit Harndrang als auch mit körperlicher Belastung auftritt.

Extraurethrale Inkontinenz

Beobachtbarer, ständiger Urinverlust über andere Kanäle als die Harnröhre (z. B. Blasen-Scheiden-Fistel)

Chronische Harnretention

Unvollständige Blasenentleerung (Restharnbildung) mit und ohne unfreiwilligen Urinverlust

Unkategorisierbare Inkontinenz

Beobachtbarer unfreiwilliger Urinverlust, der auf Basis von Symptomen oder Befunden nicht eindeutig zuzuordnen ist.

Risikofaktoren[13]

Bei den Risikofaktoren der Harninkontinenz wird unterschieden zwischen geschlechtsunabhängigen und geschlechtsabhängigen Risikofaktoren.

12 Vgl. DNQP Expertenstandard Förderung der Harnkontinenz, S. 35 f.

13 Vgl. DNQP Expertenstandard Förderung der Harnkontinenz, S. 15

Risikofaktor	geschlechtsunabhängig	Frauen	Männer
Kognitive Einschränkungen	X		
Körperliche Einschränkungen	X		
Alter	X		
Erkrankungen, z. B. Schlaganfall, Multiple Sklerose, Morbus Parkinson, Demenz, Diabetes mellitus	X		
Medikamente, z. B. Diuretika, Anticholinergika, Antihistaminika, Antidepressiva, Neuroleptika, Kalziumantagonisten, Opiate	X		
Harnwegsinfektion	X		
Obstipation		X	(X)
Belastungen des Beckenbodens durch z. B. Schwangerschaft, Entbindung, Adipositas		X	
Östrogenmangel		X	
Veränderungen der Prostata / Operation der Prostata			X

Folgende Fragen zur Feststellung von Harninkontinenzproblemen empfiehlt die Expertengruppe:

- → Verlieren Sie ungewollt Urin?
- → Verlieren Sie Urin, wenn Sie husten, lachen oder sich körperlich betätigen?
- → Verlieren Sie Urin auf dem Weg zur Toilette?
- → Tragen Sie Vorlagen, um Urin aufzufangen?
- → Verspüren Sie häufig starken Harndrang?
- → Müssen Sie pressen, um Wasser zu lassen?

Miktionsprotokoll

Eine hohe Bedeutung misst die Expertengruppe dem Miktionsprotokoll zu. Mit Hilfe dieses Protokolls können das Kontinenzprofil, das Ausmaß und die Häufigkeit einer Inkontinenz ermittelt werden. Laut Empfehlung des Expertenstandards sollte das Miktionsprotokoll über einen Zeitraum von 3-5 Tagen geführt werden. Ziel ist es, dass Bewohner/Patienten, Pflegekräfte und ggf. Angehörige registrieren, wann die Blase entleert und ggf. welche Harnmenge dabei jeweils ausgeschieden wird. Wichtig zur Beurteilung des Kontinenzprofils ist es auch, ob der Bewohner/Patient zum Zeitpunkt der eigentlichen Miktion bereits nass oder noch trocken war und ob er sich gemeldet hatte oder zur Blasenentleerung aufgefordert wurde. Idealerweise sollte bei einem Miktionsprotokoll parallel zu den Ausscheidungen auch die getrunkene Flüssigkeitsmenge vermerkt werden.

Nach Auswertung des Miktionsprotokolls sollte dem Pflegebedürftigen eine Beratung zur Kontinenzförderung angeboten werden und im Rahmen der Beratung sollten auf Grundlage der Auswertungsdaten die notwendigen Maßnahmen gemeinsam mit dem Pflegebedürftigen geplant werden.

Formularbeschreibung:

Auf dem Miktionsprotokoll (s. Seite 45) kann auf der linken Seite zunächst die getrunkene Flüssigkeitsmenge dokumentiert werden. Darüber hinaus kann auf der rechten Seite für den jeweiligen Tag festgehalten werden, ob der Pflegebedürftige inkontinent oder trocken war, ob er sich gemeldet hatte oder zur Blasenentleerung aufgefordert wurde und ob der Bewohner Wasser gelassen hat und ggf. wie viel Milliliter er gelassen hat. Weiterhin kann festgehalten werden, ob es Umstände vor der Blasenentleerung gab und welche Hilfsmittel zum Einsatz kamen.

Name: **Miktionsprotokoll** Jahr: Nr:

In Anlehnung an den Expertenstandard Förderung der Harnkontinenz Empfohlener Ausfüllzeitraum: 3-5 Tage

B = Bemerkungen: KF = körperfernes aufsaugendes Hilfsmittel welches: BV = Blasenverweilkatheter
KN = körpernahes aufsaugendes Hilfsmittel welches:
=
=
=

U = Umstände vor der Blasenentleerung: UH = unbeherrschbarer Harndrang =
N = Niesen =
=
W = Wasser gelassen (in ml)
M = meldet sich A = wird aufgefordert
IG = inkontinent, geringe Menge T = trocken
IGR = inkontinent, große Menge =
TS = Toilettenstuhl
S = Steckbecken
K = Kondomurinal
U = Urinflasche

Datum:

B = Bemerkungen: KF = körperfernes aufsaugendes Hilfsmittel welches: BV = Blasenverweilkatheter
KN = körpernahes aufsaugendes Hilfsmittel welches:
=
=
=

U = Umstände vor der Blasenentleerung: UH = unbeherrschbarer Harndrang =
N = Niesen =
=
W = Wasser gelassen (in ml)
M = meldet sich A = wird aufgefordert
IG = inkontinent, geringe Menge T = trocken
IGR = inkontinent, große Menge =
TS = Toilettenstuhl
S = Steckbecken
K = Kondomurinal
U = Urinflasche

Datum:

Uhr-zeit	Art der Flüssigkeit	ml	IG IGR T	M A	W ml	U	B	Hdz.	Uhr-zeit	Art der Flüssigkeit	ml	IG IGR T	M A	W ml	U	B	Hdz.
	Summe:			Summe:						Summe:			Summe:				

Abb. 8: Formular Miktionsprotokoll. Das Formular ist urheberrechtlich geschützt.

Nach 3-5 Tagen sollte das Miktionsprotokoll ausgewertet und das Kontinenzprofil bestimmt werden. Folgende 6 Kontinenzprofile differenziert der Expertenstandard:[14]

1. Kontinenz

- → Kein unfreiwilliger Harnverlust
- → Keine personelle Hilfe
- → Keine Hilfsmittel erforderlich

2. Unabhängig erreichte Kontinenz

- → Kein unfreiwilliger Harnverlust
- → Keine personelle Unterstützung
- → Selbstständige Durchführung von einer oder mehreren Maßnahmen, z. B. Blasentraining, Medikamenteneinnahme, intermittierender Selbst-Katheterismus, Nutzung von mobilen Toilettenhilfen

3. Abhängig erreichte Kontinenz

- → Kein unfreiwilliger Harnverlust
- → Personelle Unterstützung bei der Durchführung von Maßnahmen, z. B. bei angebotenem oder begleitendem Toilettengang zu individuellen, festgelegten Zeiten, Medikamenteneinnahme, intermittierender Fremd-Katheterismus, Nutzung mobiler Toilettenhilfen

4. Unabhängig kompensierte Inkontinenz

- → Unwillkürlicher Harnverlust
- → Keine personelle Unterstützung bei Versorgung mit Kontinenzhilfsmitteln (z. B. Entleerung Blasenkatheterbeutel, Wechsel von aufsaugenden Hilfsmitteln, Anlegen/Wechseln Kondomurinal)

5. Abhängig kompensierte Inkontinenz

- → Unwillkürlicher Harnverlust
- → Personelle Unterstützung bei Inkontinenzversorgung

---

14 Vgl. DNQP Expertenstandard Förderung der Harnkontinenz, S. 20

6. Nicht kompensierte Inkontinenz

→ Unwillkürlicher Harnverlust

→ Personelle Unterstützung und therapeutische bzw. Vorsorgemaßnahmen werden nicht in Anspruch genommen (z.B. Betroffener will nicht über Inkontinenz sprechen oder akzeptiert keine Hilfe)

Beratung

Im Rahmen der Beratung sollen dem Bewohner und ggf. den Angehörigen das Kontinenzprofil erläutert und geeignete Maßnahmen zur Kontinenzförderung vorgeschlagen werden.

Die Förderung der Kontinenz sollte immer in Abhängigkeit von den Fähigkeiten eines inkontinenten Menschen und in Verbindung mit den Zielen, die dieser erreichen möchte, gesehen werden.

Jeder sollte die Möglichkeit erlangen, die Kontinenz vollständig oder teilweise wiederzuerlangen und/oder zu behalten. Bei den möglichen Maßnahmen unterscheidet der Expertenstandard zwischen:

→ Allgemeinen Maßnahmen zur Kontinenzförderung

→ Speziellen Maßnahmen zur Kontinenzförderung

→ Hilfsmitteleinsatz

Allgemeine Maßnahmen zur Kontinenzförderung

1. Flüssigkeitszufuhr

Empfohlen wird eine ausreichende Flüssigkeitszufuhr, soweit aus medizinischer Sicht keine Beschränkung erforderlich ist.

2. Gewichtsreduktion

Unterstützung durch Ernährungsberatung

3. Darmmanagement

Vermeidung von Obstipation

4. Förderung der Autonomie

Überprüfung vor Ort auf mögliche Barrieren, z.B. zu lange Wegstrecke zur Toilette

→ Ausreichende Beleuchtung

→ Leichte Handhabbarkeit von Türen

→ Überprüfung Toilettenhöhe

- → Zurverfügungstellung geeigneter Gehhilfen
- → Handläufe, Haltestangen
- → Deutliche Beschilderung
- → Schaffung von Transfermöglichkeiten
- → Gute Erreichbarkeit von Toilettenutensilien
- → Bekleidungsberatung
- → Förderung der Mobilisation

Spezielle Maßnahmen zur Kontinenzförderung

1. Blasentraining

Ziele des Blasentrainings:

- → Falsche Ausscheidungsgewohnheiten, die sich durch zu häufiges Aufsuchen der Toilette zeigen, korrigieren
- → Blasenkapazität erhöhen
- → Verbesserung der Fähigkeit, den Harndrang zu verdrängen
- → Erhöhung des Ausscheidungsintervalls auf 3-4 Stunden

Vorgehensweise beim Blasentraining

a) Vorherige Beratung über

- → anatomische Verhältnisse des Beckens und der Ausscheidungsfunktionen
- → die festgestellte Inkontinenzform
- → das Trainingsprogramm
- → die anzuwendenden Techniken zur Drangkontrolle (z. B. Ablenkung, Atemtechnik)

b) Gemeinsame Entwicklung eines individuellen zeitgebundenen Ausscheidungsplans

c) Bei erfolgreicher Umsetzung der Zielvorgabe Erhöhung der Ausscheidungsintervalle um 15-30 Minuten

2. Beckenbodentraining

Training der Beckenbodenmuskulatur durch spontane Kontraktionswiederholungen und/oder Einsatz eines Hilfsmittels unter Anleitung professioneller Akteure.

3. Entleerung der Blase durch Valsalvtechnik oder Triggermethoden

Valsalvtechnik: mit hohem Druck auf den Unterbauch erfolgt Blasenentleerung

Triggern (z. B. Beklopfen der Blasenregion), bei der eine Kontraktion des Blasenmuskels ausgelöst werden soll: Nicht empfohlen, da Gefahr der Nierenschädigung

4. Doppel- oder Dreifachmiktion

Der Betroffene geht in einem kürzeren Zeitabstand (ca. 15 Minuten) zwei- oder dreimal zur Toilette.

Ziel:

→ Vollständige Blasenentleerung

→ Senkung der Restharnmenge

→ Minderung des Harnwegsinfektrisikos

Bisher kein Beweis der Effektivität der Maßnahme

5. Toilettentraining

a) Angebotener Toilettengang

Vorgehensweise:

1) Kontaktaufnahme mit der inkontinenten Person zu regelmäßigen und festgelegten Zeiten, verbunden mit der Frage, ob er/sie eingenässt hat

2) Kontrolle, ob diese Aussage stimmt, Richtigkeit der Aussage geht mit verbalem Feedback einher

3) Bei Notwendigkeit Reinigung der Person, Wechsel der Bekleidung oder des IKM

4) Nachfrage, ob er/sie Unterstützung benötigt. Bei Bejahung Gewährung der Unterstützung

5) Bei erfolgreichem Toilettengang Lob und Hinweis auf nächste Kontaktaufnahme

b) Toilettengang zu individuellen Entleerungszeiten

Unterstützung bei der Ausscheidung nach einem festgelegten Plan, basierend auf den individuellen Ausscheidungsmustern

Voraussetzung: vorherige Einschätzung und Analyse des Ausscheidungsverhaltens auf Grundlage des Miktionsprotokolls

c) Toilettengang zu festgelegten Zeiten

Pflegeperson initiiert Toilettengang zu festgelegten Zeiten, z. B. zwei- oder dreistündlich

Ziel: Vermeidung von inkontinenten Episoden

Hilfsmitteleinsatz

Grundsätzlich sind aktive Maßnahmen der Kontinenzförderung der passiven Versorgung mit Kontinenzhilfsmitteln vorzuziehen.

Wenn keine Kontinenz erreicht werden kann, dann sollte der Hilfsmitteleinsatz auf die Bedürfnisse der inkontinenten Person abgestimmt sein.

1. Funktionell-anatomische und mechanisch-komprimierende Hilfsmittel

Für Frauen:

→ Pessare

→ Tampons

→ Harnröhrenstöpsel

Für Männer:

→ Penoring bzw. Penisklemme (nur kurzzeitig zu empfehlen, z. B. bei Schwimmbadbesuch, Bäderanwendung)

2. Mobile Toilettenhilfen

Sinnvoll bei Menschen, die die Toiletten nicht direkt aufsuchen können.

→ Toilettenstuhl

→ Steckbecken

→ Urinflaschen

3. Ableitende Hilfsmittel

Anzuwenden, wenn der Mensch keine Kontrollmöglichkeit über die Blase mehr hat und andere Möglichkeiten der Kontinenzförderung ausgeschlossen sind.

→ Intermittierender (Selbst-)Katheterismus

→ Transurethraler oder suprapubischer Blasenverweilkatheter (nur in Ausnahmefällen und unter strenger ärztlicher Indikation)

→ Kondomurinal

4. Aufsaugende Hilfsmittel

→ Körperferne aufsaugende Hilfsmittel (zum Einlegen in das Bett oder zum Schutz der Sitzmöbel)

→ Körpernahe aufsaugende Hilfsmittel

Auswahl der aufsaugenden Hilfsmittel sollte erfolgen nach

- → Individualität
- → Tragekomfort
- → Sicherheit
- → Diskretion
- → Lebensqualität
- → Handhabbarkeit
- → Kosten

Um einen schriftlichen Nachweis über die Beratung zu haben, kann ein Protokoll über das Beratungsgespräch geführt werden. Dieses kann folgendermaßen aussehen:

Nachweis Beratungsgespräch bei Harnkontinenzproblemen

Die Ergebnisse des Beratungsgespräches sollten im Anschluss daran in die Pflegeprozessplanung integriert werden und in regelmäßigen Abständen evaluiert werden.

Bewohner:	Geb. am:
Angehöriger/Betreuer: Einbeziehen der Angehörigen vom Bewohner gewünscht: ❑ ja ❑ nein	Adresse:

Mitarbeiter:	Datum:	Uhrzeit: von bis

Festgestellte Symptome

- ❍ Unfreiwilliger Urinverlust bei körperlicher Belastung
- ❍ Unfreiwilliger Urinverlust mit Harndrang einhergehend
- ❍ Unfreiwilliger Urinverlust in Kombination mit Harndrang und bei körperlicher Anstrengung
- ❍ Unfreiwilliger Urinverlust mit eingeschränktem/ fehlenden Gefühl für Blasenfüllung, evtl. in Verbindung mit vegetativen Symptomen
- ❍ Pollakisurie (Drang zum häufigen Wasserlassen bei geringer Harnmenge)
- ❍ Nykturie (nächtliches Aufwachen durch Harndrang mit anschließender Blasenentleerung ein oder mehrmals) Verzögerter Beginn der Miktion
- ❍ Pressen beim Wasserlassen
- ❍ Tröpfeln nach dem Wasserlassen (Nachträufeln)
- ❍ Ständiger Urinabgang
- ❍ Gefühl der nicht vollständig entleerten Blase
- ❍ Syndrom der überaktiven Blase
- ❍ Enuresis (unwillkürliche Blasenentleerung)
- ❍ Enuresis nocturna (Einnässen während des Schlafes

Festgestellte Risikofaktoren

- ❍ Abnahme der geistigen Leistungsfähigkeit
- ❍ Abnahme der körperlichen Leistungefähigkeit
- ❍ Kognitive Einschränkungen
- ❍ Körperliche Einschränkungen
- ❍ Alter
- ❍ Erkrankungen (z.B. Schlaganfall, Multiple Sklerose, Morbus Parkinson, Demenz, Diabetes mellitus)
- ❍ Medikamente (z.B. Diuretika, Anticholinergika, Antidepressiva, Neuroleptika, Kalziumantagonisten, Opiate)
- ❍ Harnwegsinfektion
- ❍ Obstipation
- ❍ Belastung des Beckenbodens (z.B. durch Schwangerschaft, Entbindung, Adipositas)
- ❍ Östrogenmangel
- ❍ Veränderungen der Prostata/ Operation der Prostata

Festgestelltes Kontinenzprofil

- ❍ Kontinenz
- ❍ Unabhängig erreichte Kontinenz
- ❍ Abhängig erreichte Kontinenz
- ❍ Unabhängig kompensierte Inkontinenz
- ❍ Abhängig kompensierte Inkontinenz
- ❍ Nicht kompensierte Inkontinenz

Vorgeschlagene Maßnahmen zur Harnkontinenzförderung

Allgemeine Maßnahmen

❍ Flüssigkeitszufuhr ❍ Gewichtsreduktion ❍ Obstipationsvermeidung

❍ Förderung der Autonomie, welche:..

Spezielle Maßnahmen

❍ Blasentraining ❍ Beckenbodentraining

Toilettentraining, welches:...

Hilfsmitteleinsatz, welcher:...

Akzeptierte Maßnahmen:

Abgelehnte Maßnahmen:

Weitere Vereinbarungen:

Unterschriften:		

Leitlinie Grundpflege: Harnkontinenz

In Anlehnung an den Expertenstandard Förderung der Harnkontinenz

AEDL: Ausscheiden	ATL: Ausscheiden

Problem: Gefahr der Harninkontinenz, Harninkontinenz, Gefahr der Hautschädigung

Ziel: Beseitigung der Harninkontinenz, Verbesserung des Kontinenzprofils, Erhaltung des Kontinenzprofils, Vorbeugung einer Inkontinenz, höchstmögliche Selbstständigkeit, Erhaltung des Selbstwertgefühls, sachgerechter Hilfsmitteleinsatz

Vorbereitung/Material: Erkennen möglicher Symptome und Risikofaktoren

Einschätzung des Kontinenzprofils (Kontinenz, unabhängig erreichte Kontinenz, abhängig erreichte Kontinenz, unabhängig kompensierte Inkontinenz, abhängig kompensierte Inkontinenz, nicht kompensierte Inkontinenz) mit Hilfe des Miktionsprotokolls, ggf. 24-Stunden-Vorlagengewichtstest und Restharnmessung, Entscheidung über Beratungsbedarf treffen. Wichtig: Beratung der Angehörigen erfolgt nur, wenn der Betroffene dies wünscht!

Pflegerische Maßnahme: Die Förderung bzw. der Erhalt des Kontinenzprofils sollte immer in Abhängigkeit von den Fähigkeiten eines inkontinenten Menschen und in Verbindung mit den Zielen, die dieser erreichen möchte, gesehen werden. Folgende Maßnahmen können dem Pflegebedürftigen im Rahmen der Beratung angeboten und hinterher durchgeführt werden:

- → Allgemeine Maßnahmen der Kontinenzförderung (Flüssigkeitszufuhr, Gewichtsreduktion, Darmmanagement, Förderung der Autonomie)
- → Spezielle Maßnahmen der Kontinenzförderung (Blasentraining, Beckenbodentraining, Toilettentraining)
- → Hilfsmitteleinsatz (funktionell-anatomische und mechanisch-komprimierende Hilfsmittel, mobile Toilettenhilfen, ableitende Hilfsmittel, aufsaugende Hilfsmittel)

Qualitätssicherung: Kontinenzfördernde oder -erhaltende Maßnahmen sowie der sach- und fachgerechte Hilfsmitteleinsatz sichern die Qualität.

- → Individuelle Einschätzung und Dokumentation im Pflegeplan.
- → Fachlich kompetente und professionelle Handlungsweise.
- → Evaluation erfolgt lt. Pflegeplan. Ergebnisprüfung über Pflegevisite und Fallgespräch.

Erstellungsdatum:	Gültigkeit bis:	Revisionsdatum	Unterschrift PDL

Mit Hilfe der Checkliste kann man überprüfen, welche Ebenen des Expertenstandards in der Einrichtung bereits umgesetzt sind und welche noch umgesetzt werden müssen. Es empfiehlt sich für die Ebenen, die noch umgesetzt werden

Checkliste zur Überprüfung des Umsetzungsstandes:

Mit Hilfe der Checkliste kann man überprüfen, welche Ebenen des Expertenstandards in der Einrichtung bereits umgesetzt sind und welche noch umgesetzt werden müssen. Es empfiehlt sich für die Ebenen, die noch umgesetzt werden müssen, eine Zeitstrategie zu entwickeln, bis wann dieses umgesetzt sein sollen.

Ebene	Maßnahmen / Instrumente	vorhanden	nicht vorhanden
S1	Schulung über individuelle Risikofaktoren sowie Symptome der Harninkontinenz		
S2a	Verfahrensanweisung zur Einschätzung von Harninkontinenzrisiken und -symptomen wird erstellt		
S2b	Schulung über Miktionsprotokoll		
S3	Schulung über Beratung zu möglichen Risikofaktoren und Symptomen		
S4	Schulung über wirksame Maßnahmen zur Vermeidung von Inkontinenz und zur Kontinenzförderung, berufsübergreifende Schulungen		
S5	Schaffung notwendiger räumlicher Voraussetzungen, Übersichtsliste Hilfsmittel		
S6	PFK sind über alle Maßnahmen informiert und geschult		
P1	Erfassung von individuellen Risikofaktoren sowie Symptome der Harninkontinenz		
P2	Miktionsprotokoll		
P3	Beratungs- und Informationsgespräch		
P4	Entwicklung eines individuellen Maßnahmenplans, Pflegeprozessplanung		
P5	Gezielte Durchführung der vereinbarten Maßnahmen		
P6	PFK dokumentiert den Erfolg der Maßnahmen		
E1	Risikofaktoren sowie Symptome sind in der Pflegedokumentation festgehalten		
E2	Individuelles Kontinenzprofil liegt vor		
E3	Beratungs- und Informationsnachweis liegt vor		
E4	Individueller Maßnahmenplan, Pflegeprozessplanung liegen vor		
E5	Angepasste Interventionen, korrekter Hilfsmitteleinsatz sowie Umgebungsgestaltung sind eingeleitet		
E6	Erhalt oder Erreichung des angestrebten Kontinenzprofils		

Expertenstandard
Pflege von Menschen mit chronischen Wunden

Expertenstandard Standardaussage

Jeder Patient/Bewohner mit einer chronischen Wunde vom Typ Dekubitus, Ulcus cruris venosum/arteriosum/mixtum oder Diabetisches Fußsyndrom erhält eine pflegerische Versorgung, die deren Lebensqualität fördert, die Wundheilung unterstützt und Rezidivbildung sowie die Neuentstehung von Wunden vermeidet.

Definition chronische Wunden

Die Wunde zeigt trotz konsequenter Therapie nach 4-12 Wochen keine Heilungstendenz.

Der Expertenstandard bezieht sich ausschließlich auf

- → Dekubitus
- → Diabetisches Fußsyndrom
- → gefäßbedingten Ulcus cruris

Begründung:

Chronische Wunden führen, insbesondere durch Schmerzen, Einschränkungen der Mobilität, Wundexsudat und -geruch, zu erheblichen Beeinträchtigungen der Lebensqualität. Durch Anleitung und Beratung der Patienten/Bewohner und ihrer Angehörigen zu alltagsorientierten Maßnahmen im Umgang mit der Wunde und ihren Auswirkungen können die Fähigkeiten zum Selbstmanagement so verbessert werden, dass sich positive Effekte für Wundheilung und Lebensqualität ergeben.

Des Weiteren verbessern sachgerechte Beurteilungen und phasengerechte Versorgung der Wunde sowie regelmäßige Dokumentation des Verlaufs die Heilungschancen.

Leitsatz:

Nur wenn das Selbstmanagement nicht oder nur bedingt möglich ist, übernehmen Pflegefachkräfte dauerhaft die Durchführung der Wundversorgung.

Krankheitsbilder und verursachte Kosten

Diabetes mellitus	Ulcus cruris	Dekubitus
6 Mio. Erkrankte	1,5 Mio. Erkrankte	0,75 Mio. Erkrankte
5-7 % Typ I (Dunkelziffer: 40-50 %) Folgeerkrankungen von sozio-ökonomischer Relevanz: 28.000 Amputationen p.a.: über 500 Mio. €	Stationäre Liegedauer: ca. 15,8 Tage (DRG) Ambulante Leistungen der GKV: 610 Mio. € p.a. Behandlungskosten pro Patient und Jahr: 1.500,00 €. Hohe Rezidivrate (ca. 90 %)	Stationäre Liegedauer: ca. 20 Tage, Kosten zwischen 1.500,00 und 1.600,00 € je Fall. Gesamtkosten: ca. 770 Mio. € bis zu 2.050 Mio. €. Geschätzte Gesamtzahl der Betroffenen: 1,4 Mio. Menschen. Die Dunkelziffer ist hoch.
ca. 10.000 Amputationen wären durch Prävention vermeidbar Diagnostik, Therapie und Rehabilitation des DFS gelten als unterversorgt	Durch Arbeitsunfähigkeit und Krankenhausaufenthalt verursachte Folgekosten: bis zu 1.000 Mio. €.	Bis zu 14 % stationär aufgenommener Patienten und bis zu 40 % der Menschen in häuslicher Pflege leiden an Dekubitalulcera.

Abb. 9: Tabelle Krankheitsbilder und verursachte Kosten

Leben mit chronischen Wunden aus Patientenperspektive

Erkrankung
Individueller Wissensstand über die Diagnose, Therapiemöglichkeiten, Heilungsverläufe, Folgeerkrankungen

Therapie
Gefühl der Objektivierung auf die Wunde (Menschen als Ganzes sehen und nicht nur die Wunde), Belastung der Angehörigen berücksichtigen

Mensch

Lebensqualität
Beeinträchtigungen hinsichtlich körperlicher, psychischer, sozialer und funktionaler Aspekte (Schmerz, Mobilitätseinschränkung, Geruchs- und Exsudatbelästigung, Macht- und Kontrollverlust, verändertes Körperbild, ...)

Abb. 10: Chronische Wunden aus der Patientenperspektive

Welche Wunden werden im Expertenstandard benannt?

Dekubitus

Ein Dekubitus ist definiert als eine Gewebeschädigung, die durch hohen und längeranhaltenden Druck entsteht. Dieser Vorgang kann durch Reibung oder Scherkräfte zusätzlich negativ beeinflusst werden.

Risikofaktoren

Neben den primären Ursachen der Hautschäden müssen Risikofaktoren bedacht werden, die die Entstehung und Entwicklung eines Dekubitus fördern.

Es können intrinsische und extrinsische Risikofaktoren unterschieden werden, also Risikofaktoren, die im Patienten selber oder in der Umwelt begründet sind.

Risikofaktoren

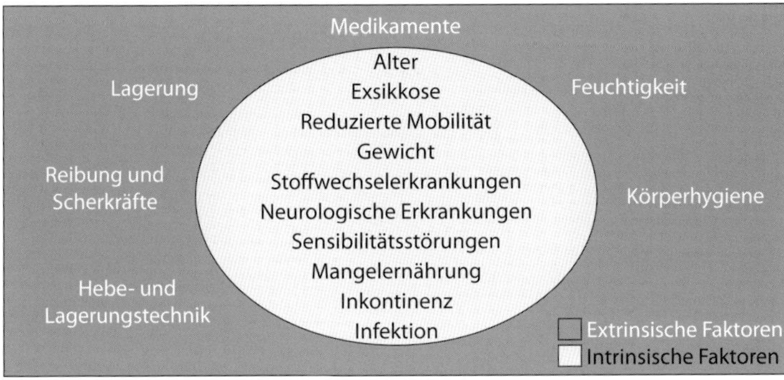

Intrinsische Faktoren

Reduzierte Mobilität

→ Eingeschränkte Beweglichkeit – wichtigster Risikofaktor!

Alter

→ Veränderung der Hautstruktur

→ Bestehende Grunderkrankungen

→ Reduzierter Allgemeinzustand

→ Gemindertes Durstempfinden

Austrocknung – Exsikkose

→ Geringe Flüssigkeitsaufnahme

Gewicht

→ Adipositas

→ Kachexie

Mangelernährung

→ Erzeugt reduzierten Allgemeinzustand

→ Wundheilung verzögert

→ Abgeschlagenheit und Schwäche

Inkontinenz

→ Unkontrolliertes Ausscheiden von Urin und Stuhl

Stoffwechsel- und neurologische Erkrankungen

- → Zuckerkrankheit (Diabetes mellitus)
- → Schlaganfall (Apoplexie)
- → Nervenleiden (Neuropathien)
- → Gefäßkrankheiten (diabetische Makro- und Mikroangiopathien)
- → Krankhafte Veränderungen der Nieren (Nephropathien)
- → Veränderungen des Augenhintergrundes (Retinopathien)

Infektionen

- → Schwächung der körpereigenen Abwehr – Fieber

Sensibilitätsstörungen

- → Völliges Fehlen, die Herabsetzung oder die Steigerung eines Sinnesreizes (Temperaturempfindung oder die Wahrnehmung von Berührung und Schmerz)

Medikamente

- → Z. B. Schmerzmittel

Feuchtigkeit

- → Schwitzen
- → Bei inkontinenten Patienten z. B. Urin

Extrinsische Faktoren

Körperhygiene

- → Fehlende oder übertriebene, unsachgemäße Körperhygiene

Hebe- und Lagerungstechniken

→ Durch falsche Hebe- und Lagerungstechniken kann die Haut durch Reißen, Verschieben und Drücken des Patienten Verletzungen erfahren

Lagerung

- → 90°-Seitenlagerung
- → permanentes Sitzen oder Liegen auf dem Rücken

Grundpflegerische Maßnahmen

- → Risikoassessment
- → Bradenskala

Das diabetische Fußsyndrom

Das diabetische Fußsyndrom (umgangssprachlich auch „diabetischer Fuß") ist ein in Zusammenhang mit Diabetes mellitus stehendes Syndrom. Am häufigsten tritt es beim Typ-II-Diabetes, der so genannten Alterszuckerkrankheit, auf. Als Ursache kommen Wunden am Unterschenkel oder Fuß in Frage, die nicht spontan innerhalb weniger Tage (zwei bis drei Wochen) abheilen. Die Ursachen dafür liegen oft in Durchblutungsstörungen der Extremität und/oder dem verminderten Schmerzempfinden. Die Wunden entstehen bei banalen Unfällen oder bereits durch Anstoßen der Zehenspitzen im Schuh oder gegen Kanten.

Eine weitere Ursache sind Ermüdungsschäden von Knochen und Gelenken am Fuß (Charcotfuß). Das Risiko, an einer schlecht heilenden Wunde zu leiden, ist bei gleichzeitiger Durchblutungsstörung besonders hoch. Es besteht das Risiko, dass tiefe lochförmige Hautgeschwüre (Ulzerationen) immer tiefer in das Körperteil hineinwachsen und mit multiresistenten Keimen besiedelt werden, die eine normale Wundversorgung und -heilung verhindern können. Es entsteht die Gefahr einer akuten Blutvergiftung (Sepsis).

Die Anzeichen einer Schädigung können auf Nervenschäden oder Durchblutungsstörungen hindeuten:

Nervenschäden

- → Taubheitsgefühl, Brennen, Kribbeln in den Zehen und den Füßen
- → Das Gefühl, auf Watte zu laufen, sowie das Gefühl, kalte Füße zu haben, obwohl diese warm sind
- → Schmerz bei ruhenden Füßen, vor allem nachts, und Schmerzlinderung durch Umhergehen oder Kühlen
- → Gelenkschwellungen sowie starke Neigung zum Verhornen und zu Nagelpilz
- → Verminderung oder Verlust von Temperatur- und Schmerzempfinden

Durchblutungsstörungen

- → Kalte Füße
- → Dünne, pergamentartige, bläulichblasse Haut
- → Druckstellen (rötl. Hautflecken, die sich nicht wegstreichen lassen)
- → Wadenschmerzen oder -krämpfe beim Gehen – Linderung durch Stehenbleiben

Maßnahmen zur Vorbeugung:

→ Täglich die Füße genau ansehen und auf Verletzungen sowie Druckstellen überprüfen. Auf Schwellungen prüfen, indem mit der Hand über den Fuß gestrichen wird, auch nach dem Tragen neuer Schuhe oder nach langen Spaziergängen/Wanderungen Füße überprüfen.

→ Täglich mit lauwarmem Wasser waschen. Nicht länger als drei Minuten, gut trocknen, besonders in den Zehenzwischenräumen

→ Haut gut eincremen mit fetthaltigen Cremes, um Risse zu vermeiden. Die Creme muss gut einziehen/abtrocknen, es dürfen keine Rückstände zwischen den Zehen verbleiben

→ Nur Feilen verwenden, keine Raspeln, Nagelzwicker oder Scheren verwenden

→ Fußnägel spatenförmig (gerade) mit Feilen formen, nie schneiden – wegen Verletzungsgefahr

→ Keine Hühneraugenpflaster oder -tinkturen verwenden, sie können ätzende Stoffe enthalten, die zu Verletzungen führen.

→ Bequeme, weite und weiche Schuhe tragen, möglichst aus Leder, keine Gummi- und Turnschuhe wegen der Schweißbildung. Schuhe täglich vor der Benutzung mit der Hand auf Unebenheiten oder Steinchen etc. kontrollieren.

→ Baumwollstrümpfe ohne drückende Naht tragen, Strümpfe täglich wechseln

→ Füße nicht großer Hitze aussetzen, wie sie etwa bei Heizdecken oder Kaminen entsteht, es besteht Verletzungsgefahr, keine direkte Sonneneinstrahlung

→ Vorsicht beim Barfußlaufen, Fußpilzgefahr sowie Gefahr von Schnitt- und Schürfwunden

Ursache:

→ Varicosis (Krampfadern)

→ Postthrombotisches Syndrom (Spätfolgen einer Thrombose)

→ Chronisch-venöse Insuffizienz

→ Schwangerschaft

→ Vererbung

Ulcus cruris

Das Ulcus cruris ist eine chronische Wunde am Unterschenkel, die durch Gefäßprobleme verursacht wird. Obwohl offensichtlich die Haut betroffen ist, handelt es sich nicht „nur“ um eine dermatologische Erkrankung! Die Einschränkungen von Patienten mit einem Ulcus cruris sind sehr vielfältig und reichen von körperlichen über psychische bis hin zu sozialen Einschränkungen.

Es gibt drei Arten der Ulcera cruris:

Ulcus cruris venosum

Ulcus cruris arteriosum

Ulcus cruris mixtum

Ulcus cruris venosum

Es beginnt mit einer Venenschwäche. So kommt es zu einem Rückstau in den Beinvenen. Die Venen erweitern sich und bilden Krampfadern, Venenentzündungen oder Thrombosen. Durch diesen Rückstau entsteht ein erhöhter Druck in den Blutgefäßen. Langsam werden die Kapillaren zerstört. Es entsteht ein Ödem und nach einiger Zeit verhärtet sich das Bindegewebe (Sklerose). Beide Veränderungen bewirken eine Minderversorgung des Gewebes mit Blut und Nährstoffen. Hauptsächlich entsteht es an den Knöchelinnenseiten und an der Vorderseite des Unterschenkels. Als Folge der venösen Abflussstörungen werden Stoffwechselprodukte nicht abtransportiert und verursachen den toxischen Gewebeuntergang.

Beobachtung nach der URGE-Methode:

Wund-Umgebung: Ödeme, Varizen, Dermatoliposklerose, Atrophie blanche, Hyperpigmentierung, Stauungsdermatis mit trockener und krustiger oft juckender Haut, Kontakekzem

Wund-Rand: abgeflacht, irregulär, keine Unterminierung oder Taschenbildung

Wund-Grund: oberflächliche Wunde, dunkelrot körnig, sehr oft gelblich oder weißlich fibrinös belegt

Wund-Exsudat: mäßig bis viel; bei Ödemen stark nässende Wunde

Schmerzsymptomatik: Schmerz lässt bei Hochlegen der Beine nach; Schmerz individuell

Risikofaktoren:

- → Rauchen
- → Übergewicht
- → ungesunde Ernährung
- → Bewegungsmangel
- → genetische Veranlagung

Prophylaxe:

- → angepasste Stützstrümpfe
- → sitzen mit hochgelagerten Beinen
- → Beine nicht übereinander schlagen
- → Arbeitshaltung ändern (mal aufstehen oder hinsetzen)

Ulcus cruris arteriosum

Wird durch eine Arteriosklerose der unteren Extremitäten verursacht. Die arteriosklerotischen Ablagerungen führen zu einer Stenosierung der Arterien. Das arterielle Ulcus stellt eine Gefährdung der Extremität und des Patienten dar. Häufig kommen die Ulcera an den Füßen, Zehen und Fersen vor. Das Gewebe wird durch Sauerstoff- und Nährstoffmangel geschädigt.

Ursachen:

- → Arterielle Durchblutungsstörungen
- → Diabetische Mikroangiopathie
- → Krampfadern
- → Krampfaderentzündungen
- → Bluthochdruck
- → Verletzungen

Einteilung:

Stadium 1: symptomlos, evtl. leichte Ermüdbarkeit beim Gehen

Stadium 2: ab einer Gehstrecke von 200 m setzen Schmerzen ein

Stadium 2b: schmerzhafte Gehstrecke unter 200 m

Stadium 3: Ruheschmerz

Stadium 4: Dauerschmerz, Ulcus, Nekrose, Gangrän

Symptome:

- → Kalte, blasse, livide verfärbte Füße und Beine
- → Schmerzen bei körperlicher Bewegung und Hochlagerung

Prophylaxe:

- → Mit dem Rauchen aufhören
- → Bewegung
- → Abnehmen
- → Wenig Fette essen
- → Füße regelmäßig untersuchen
- → Weiche passende Schuhe
- → Verletzungen vermeiden

Ulcus cruris mixtum

Das Ulcus cruris mixtum ist eine Mischform aus Ulcus cruris venosum und Ulcus cruris arteriosum.

Entstehung und Pathogenese

Da es sich im Falle des Ulcus cruris mixtum um eine Kombination der beiden erstbeschriebenen Ulkus-Formen handelt, folgen auch die Entstehung und Pathogenese dieser dritten Ulkus-Art denen des Ulcus cruris venosum und des Ulcus cruris arteriosum.

Risikofaktoren

Zu den beobachteten Risikofaktoren des Ulcus cruris mixtum zählen Belastung (im Sinne von Stress), Alter, Übergewicht und falsche Ernährung, Schwangerschaften, Immobilität und tiefe Beinvenenthrombosen.

Therapie des Ulcus cruris mixtum

Ein besonderes therapeutisches Problem stellen die gemischt arteriell-venös bedingten Ulzera dar:

Die eigentlich benötigte Kompression führt zu einer Verschlechterung der arteriellen Durchblutung.

Eine primäre Varizenoperation verbietet sich wegen der zu erwartenden Wundheilungsstörung. Das Verbessern der Durchblutung steht im Vordergrund.

Bei diesen Patienten ist eine außerordentlich differenzierte Therapie erforderlich, die sowohl vom Arzt als auch vom Patienten Geduld verlangt.

Was ist Selbstmanagement?

Selbstmanagement umfasst Fähigkeiten, Fertigkeiten und Techniken, die Zielfindung, Planung, effektives Handeln sowie das Zeitmanagement einer Person betreffen.

Erfassung von Problemen und Ressourcen

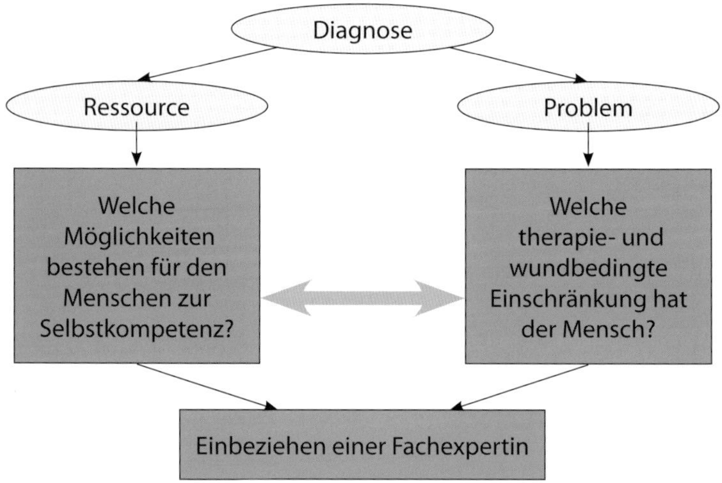

Möglichkeit der Qualifikation für pflegerische Fachexperten Wunde

Basiskurs Wundmentor®/Wundexperte ICW e. V. Der Basiskurs ist eine vom Deutschen Pflegeverband (DPV) und dem Deutschen Berufsverband für Pflegeberufe (DBfK) anerkannte Fortbildung.

Die Zertifizierung erfolgt über den TÜV Rheinland.

Teilnehmer mit anderen Voraussetzungen können prinzipiell am Kurs teilnehmen, erhalten aber nur eine Teilnahmebescheinigung. Der Erwerb eines Zertifikates als „Wundexperte ICW e. V." ist mit diesen Zugangsvoraussetzungen nicht möglich.

Die Fortbildung besteht aus einem Basiskurs mit 52 Stunden Lehre (à 45 Minuten) inklusive einer schriftlichen Prüfung mit 20 Prüfungsfragen. Die Prüfungsfragen werden durch die Anerkennungsstelle der ICW e. V. (Initiative Chronische Wunden e. V.) ausgegeben.

Zusätzlich zum theoretischen Unterricht müssen 16 Stunden (à 60 Minuten) Praktikum in einer Einrichtung, die sich schwerpunktmäßig mit der Versorgung chronischer Wunden beschäftigt, nachgewiesen werden. Dazu wird ein 5 Seiten umfassender Praktikumsbericht erstellt.

Zugangsvoraussetzungen:

Eine abgeschlossene Ausbildung als

- → Mediziner,
- → Pflegefachkraft,
- → Podologe,
- → Diabetesberater oder
- → Arzthelfer

Teilnehmer mit anderen Voraussetzungen können prinzipiell am Kurs teilnehmen, erhalten aber nur eine Teilnahmebescheinigung. Der Erwerb eines Zertifikates als „Wundexperte ICW e. V." ist mit diesen Zugangsvoraussetzungen nicht möglich.

Die Fortbildung besteht aus einem Basiskurs mit 52 Stunden Lehre (à 45 Minuten) inklusive einer schriftlichen Prüfung mit 20 Prüfungsfragen. Die Prüfungsfragen werden durch die Anerkennungsstelle der ICW e. V. (Initiative Chronische Wunden e. V.) ausgegeben.

Zusätzlich zum theoretischen Unterricht müssen 16 Stunden (à 60 Minuten) Praktikum in einer Einrichtung, die sich schwerpunktmäßig mit der Versorgung chronischer Wunden beschäftigt, nachgewiesen werden. Dazu wird ein 5 Seiten umfassender Praktikumsbericht erstellt.

Pflegerische Fachexperten Wunde

Wundexperten beurteilen und versorgen die chronischen Wunden. Sie erstellen in Absprache mit Ärzten Versorgungspläne und besorgen Wundauflagen, Verbandsmaterial und Medikamente. Mit ihrem methodischen und interdisziplinären Wissen können sie Patienten und Pflegende anleiten und beraten. Anerkannt ist vor allem das Weiterbildungskonzept, das die Initiative Chronische Wunden (ICW) entwickelt hat. Ihr Anliegen ist es, die Wundbehandlung zu optimieren, Therapieverläufe zu verkürzen, chronischen Wunden vorzubeugen und damit die Lebensqualität bei gleichzeitiger Kostensenkung zu verbessern.

Wunddokumentation

Die Wundanamnese ist die Beschreibung und Dokumentation der Wundcharakteristika.

Zur Wundanamnese gehören die Bestimmung und Dokumentation der:

- → Wundlokalisation, -größe, -tiefe,
- → Wundklassifikation
- → Wundgrund
- → Wundexsudat

→ Wundumgebung

→ Wundgeruch

→ Wunddokumentation

Wundgröße:

Form, Länge, Breite, Umfang, Tiefe, Volumen, Fläche und Unterminierung (Tunnel)?

Wundtiefe:

Die Tiefe einer Wunde wird an der tiefsten Stelle einer Wunde ermittelt. Die Einteilung erfolgt anhand der Hautschicht:

→ Geheilt

→ Teilweiser Verlust von Hautdicke

→ Vollständiger Verlust der Haut

→ Sehnen/Gelenkkapsel sichtbar

→ Knochen

Unterminierung:

Vorhandene Unterminierungen sollen erfasst werden. Eine Unterminierung ist unterhalb des Wundrandes gelegen und wird vorsichtig mit einem sterilen Hilfsmittel erfasst. Abmessung am Hilfsmittel erfolgt mit dem Finger (Handschuh), indem die Stelle markiert und gemessen wird. Die Lokalisation erfolgt durch die Uhrenmethode.

Uhrenmethode

Zur räumlichen Beschreibung von Wundumrissen oder Wundtaschen verwendet man das Zifferblatt einer Uhr. 12.00 ist immer der Kopf, 06.00 sind immer die Füße

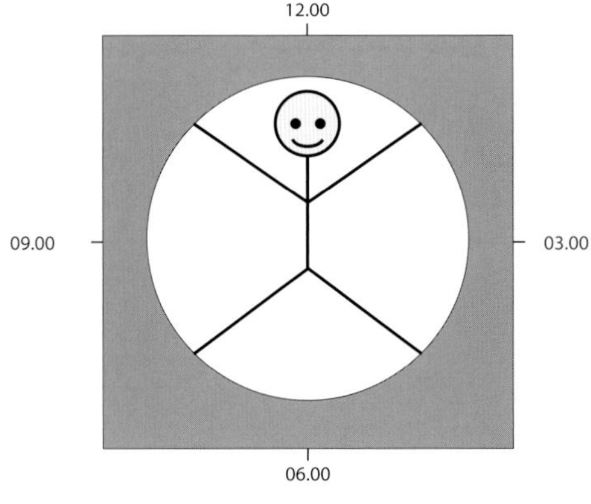

Wundgrund

Der Wundgrund wird in der Regel via Farbunterteilung identifiziert. Es gibt Klassifikationen nach z. B. dem Dreifarbenmodell der Wound Care Society, nach Kammerlander. Farbmessungen können nach Augenschein, aber auch per Fotografie durchgeführt werden. In Empfehlung wird der Wundgrund nach der Wundreinigung beurteilt.

Angegeben wird der Gewebetyp:

Nekrose:

- → Locker, mit gelben Ablagerungen
- → Haftend, mit gelben Ablagerungen oder Fibrin (Fibrin wird unter Nekrose subsumiert)
- → Weicher, grauer oder schwarzer Schorf
- → Harter, trockener, schwarzer Schorf

Granulationsgewebe:

- → Geheilt
- → Hell, fleischig, rot
- → Altrosa
- → Hell

Hier wird der Gewebetyp nur in Nekrose und Granulation differenziert. Fibrin wird unter Nekrose subsumiert.

Beim Dekubitus erfolgt die Einteilung des Gewebetyps in:

- → Vollständiger Verschluss mit Epithel
- → Epithelgewebe
- → Granulationsgewebe
- → Beläge
- → Trockene Nekrose

Wundexsudat

Qualität:

- → Serös/blutig-wässrig, hell, rot bis rosa
- → Serös-wässrig, klar, hell gelblich

→ Serös/eitrig-undurchsichtig

→ Eitrig und durchsichtig, gelblich bis grün mit faulem/schlechtem Geruch

Quantität: (in Abhängigkeit zum letzten Verbandswechsel)

→ Kein – abgeheilt oder trockene Wunde

→ Kaum – Wundbett feucht, Verband trocken

→ Gering – Wundbett feucht, etwas aus dem Verband austretend

→ Moderat – deutlich flüssig im Wundbett und >50% des Verbandes durchnässt

→ Reichlich/massenhaft - der Verband ist mehr als erschöpft

Geruch:

Freie Formulierung

Z. B.: „kein", „leicht", „widerwärtig",...

Beschaffenheit der Wundränder:

Z. B. offen, geschlossen, gut begrenzt, gestanzt, diffus, unregelmäßig, kantig, eingerollt

Dabei wird die Beschaffenheit des Gewebes genannt (Farbe siehe Beschaffenheit Wundgrund).

Z. B. Entzündung, Granulation/Proliferation, Epithelisierung, Wundkontraktion

Beschaffenheit der Wundumgebung

(Hierbei ist oft die gesamte Extremität gemeint und nicht unmittelbar die Umgebungshaut):

Intakt/nicht intakt

Direkte Wundumgebung: z. B.: „Kallus", „Dermatitis", „Mazeration", „Verhärtung", „Erythem", „bläuliche", „Hauttrockenheit"

Freie Formulierung

Z. B.: Beurteilt werden Ödem („mild", „moderat", „sehr schwer", „keine Dellen", „Zehödem"), Ekzem, Rötung, Hyperpigmentation, Atrophie blanche, Hauttemperatur, Transparenz der Haut, Spannung, Entzündungszeichen, Zyanose der Akren, Hyperkeratosis

Häufigkeit:

Die Einschätzung der Wunde erfolgt bei jedem Verbandswechsel, spätestens aber wöchentlich und je nach Wundbeschaffenheit, bzw. wenn sich die Wundbedingungen geändert haben.

Dekubitus

Stadium I

Bei Fingerdruck („Fingertest") nicht abblassende, umschriebene Hautrötung bei intakter Haut. Weitere klinische Zeichen können Ödembildung, Verhärtung, lokale Überwärmung und Verfärbung der Haut (insbesondere bei Personen mit dunkler Haut) sein. Bei kontinuierlicher Druckentlastung verschwindet die Hautrötung nach einigen Stunden bis Tagen. Findet keine Druckentlastung statt, kommt es zur verstärkten Einlagerung von Flüssigkeit mit anschließender Blasenbildung.

Stadium II

Teilverlust der Haut. Epidermis bis hin zu Anteilen der Dermis sind geschädigt. Der Druckschaden ist oberflächlich und stellt sich klinisch als Blase, Hautabschürfung oder flaches Geschwür dar. Es ist ein nässender, sehr infektionsanfälliger Hautdefekt entstanden.

Stadium III

Verlust aller Hautschichten und Schädigung oder Nekrose (abgestorbenes Gewebe) des subkutanen Gewebes, die bis auf den drunter liegenden Muskel reichen kann. Der Dekubitus zeigt sich klinisch als tiefes offenes Geschwür. Aufgrund des durch das eigene Körpergewicht von Seiten des Knochens von innen auf das Gewebe wirkenden Druckes und der daraus resultierenden Schädigung im Gewebe ist es möglich, dass die Stadien I und II nicht bemerkt werden und der Dekubitus erst im Stadium III erkennbar wird. Gesunde Haut ist von nekrotischen Taschen unterminiert. Darum bei der Versorgung auch immer auf ertastbare klinische Zeichen wie Überwärmung und Veränderung achten.

Stadium IV

Verlust aller Hautschichten mit ausgedehnter Zerstörung, Gewebenekrose oder Schädigung von Muskeln, Knochen oder unterstützenden Strukturen (Sehnen, Gelenkkapsel).

Wundspezifische Maßnahmen

→ beim Dekubitus

→ beim Ulcus cruris

→ beim Diabetischen Fußsyndrom

Interventionen bei der Pflege von Menschen mit chronischen Wunden

Im Vordergrund der Maßnahmen bei der Pflege von Menschen mit chronischen Wunden stehen wund- und krankheitsspezifische Interventionen, die Beeinflussung von wund- und therapiebedingten Einschränkungen der betroffenen Menschen und die lokale Wundbehandlung. Daneben hat die Ernährung einen Einfluss auf die Wundheilung. Schulungsmaßnahmen sollen das Selbstpflegemanagement von Menschen mit chronischen Wunden unterstützen und fördern. Eine angemessene Organisation der Wundversorgung kann Effizienz und Erfolg der Maßnahmen positiv beeinflussen.

Wundspezifische Interventionen

- → Interventionen bei wund- und therapiebedingten Beeinträchtigungen
- → Ernährung
- → Lokale Wundbehandlung

Wundspezifische Interventionen

In der Hauptsache bestehen wundspezifische Interventionen in Kompressionstherapie, Druckentlastung und Bewegungsförderung. Die Maßnahmen folgen je nach Art und Ursache der chronischen Wunde unterschiedlichen Prinzipien. Das Therapieregime wird in Abständen von zwei bis vier Wochen hinsichtlich seiner Wirksamkeit überprüft und gegebenenfalls angepasst oder verändert.

Kompressionstherapie

Die Kompressionstherapie ist eine der wichtigsten Säulen in der Therapie der Venenleiden. Kompression bedeutet Druck. Durch das Anlegen eines Verbandes mit Kompressionsbinden oder das Tragen eines Kompressionsstrumpfes werden die erweiterten Venen (Krampfadern – Varizen) von außen zusammengedrückt. Dadurch können die Venenklappen wieder schließen und die Beinmuskulatur kann die Venen besser auspressen, wodurch der Abtransport des Blutes zum Herzen verbessert wird.

Da sich eine einmal erweiterte Vene nicht mehr wieder verengen kann, muss die Kompressionstherapie lebenslang angewandt werden, falls keine Operation durchgeführt werden kann oder soll. Jedoch auch nach einer operativen Sanierung müssen noch für einige Wochen Kompressionsstrümpfe getragen werden oder die Beine mit Kompressionsbinden gewickelt werden.

Druckentlastung

Ziel einer gewebeschonenden Lagerung ist es, den Patienten in eine Position zu bringen, in der die gefährdeten Körperstellen relativ druckunbelastet bleiben. Dies kann beispielsweise durch unterschiedlichste Bewegungs-, Lagerungs- und Transfertechniken nach Bobath oder Kinästhetik erfolgen. Aber schon durch die Handhabung des Lagerns werden dem Körper des Patienten die so wichtigen aktiven bzw. passiven Bewegungen ermöglicht.

Bewegung und Bewegungsförderung (die Durchführung entsprechender Maßnahmen nennt man Mobilisierung). Zu diesen Maßnahmen gehören:

→ Die richtige Lagerungstechnik,

→ Die Durchführung von Bewegungsübungen,

→ Veränderungen der unmittelbaren Umgebung eines Patienten und

→ Die geistige Anregung eines Patienten, sowie

→ Bewegungs- und Transfertechnik

→ Interventionen bei wund- und therapiebedingten Beeinträchtigungen

→ Schmerztherapie

→ Reinigung und Debridement der Wunde zur Bekämpfung von Wundgeruch

→ Exsudatmanagement

→ Ernährung

→ Vermeidung einer Mangelernährung

→ Nahrungsergänzung

Besonders zur Wundheilung ist die ausreichende Versorgung mit Vitaminen und Mineralstoffen wichtig. Die Heilung einer Wunde, also auch die eines Dekubitus, schreitet nicht voran, wenn die Mineralstoffe, Natrium, Zink, Calcium, Kalium, Phosphor und Chlor fehlen.

Lokale Wundbehandlung

Antiseptik laut Empfehlung RKI

Debridement von abgestorbenem Gewebe verbunden mit dem Ziel der Verbesserung der Wundbedingungen und der Infektionsprophylaxe

Wundreinigung

Wundauflagen

Dekubitustherapie

→ Erstbeurteilung / Wundanamnese

Bei der Erstbeurteilung eines Patienten muss der Dekubitus exakt beschrieben werden. Anhand dieser Wundbeschreibung kann dann eine adäquate Lokaltherapie erarbeitet werden. Zur genauen Beschreibung der Wunde gehören viele Faktoren wie beispielsweise:

→ Lokalisation (Fotodokumentation)

→ Stadium des Druckgeschwürs

→ Größe des Druckgeschwürs (Länge, Breite, Tiefe)

- → Taschenbildungen
- → Beschreibung der Wundheilungsphase
  (Reinigungsphase, Granulationsphase, Epithelisierungsphase)
- → Beschreibung der Wundränder und Wundumgebung

Neben der Wunddokumentation muss eine Erfassung des gesamten Patientenstatus erfolgen. Auch die hier gewonnenen Erkenntnisse helfen eine Erfolg versprechende Therapieform auszuarbeiten. Zur Evaluierung des Patientenstatus zählen:

- → Grunderkrankung des Patienten
- → Dekubitusrisikoerhebung (z. B. nach Norton oder Braden)
- → Ernährungsstatus
- → Medikamente
- → Störfaktoren der Wundheilung
- → Schmerzerhebung
- → Behandlung

Die Behandlung eines Druckgeschwürs gliedert sich in zwei Teile: einerseits in die Lokaltherapie und andererseits in die Kausaltherapie. Beide Behandlungszweige sind gleichermaßen bedeutend. Häufig wird der Fokus immer noch alleinig auf die Lokaltherapie gelegt. Das Resultat: Die Wundheilung verzögert sich oder stagniert. Langfristige zeitliche Verzögerungen führen zur Frustration auf Seiten des Patienten und aller beteiligten Therapeuten.

Fortlaufende Dokumentation:

- → Bei jedem Verbandwechsel
- → Mindestens wöchentlich
- → Bei veränderten Wundbedingungen
- → Je nach Wundbeschaffenheit

Schulung

Schulung bei Ulcus cruris

Informationsbroschüren sollten nur unterstützend eingesetzt werden. Wiederholungsschulungen und Auffrischungskurse führen zu einer Nachhaltigkeit. Schulungen sollten in einfacher Sprache gehalten werden

Inhalt der Schulung bei arteriell bedingtem Ulcus cruris

- → Umgang mit Medikamenten
- → Lagerung der Beine

- → Vermeidung thermischer, chemischer und mechanischer Traumata
- → Druckreduktion
- → Inanspruchnahme professioneller Fußpflege
- → Möglichkeiten zur Raucherentwöhnung

Inhalt der Schulung bei diabetischem Fußsyndrom

- → Schwerpunkt sollte auf Fußpflege und Fußassessment gelegt werden
- → Intensive, individuelle Schulung ist effektiver als Informationsweitergabe durch schriftliches Material

Inhalt der Schulung bei Dekubitus

- → Wundstadieneinteilung
- → Prinzipien der Wundheilung
- → Ernährung
- → Wundauflagen
- → Hautschutz
- → Hautpflege
- → Risikofaktoren
- → Schmerzmanagement
- → Lebensqualität
- → Dokumentation
- → Möglichkeiten der interdisziplinären Unterstützung

Checkliste Expertenstandard Pflege von Menschen mit chronischen Wunden

Alle Checklisten stehen auf der Internetseite **www.standardsysteme.de** zum kostenlosen Download für Sie bereit.

Ebene	Maßnahmen / Instrumente	vorhanden	nicht vorh.
S1a	Schulung über individuelle Risikofaktoren, chronische Wundarten und deren Erkennung		
S1b	Hausinterne Verfahrensregelung zur Wundversorgung ist erstellt und bekannt		
S2	Schulung von Prophylaxen, Behandlungsweisen und Maßnahmen der Wundversorgung		
S3a	Kontaktaufnahme zu anderen Berufsgruppen, Einrichtung von Informations- und Kommunikationsstrukturen, berufsübergreifende Schulungen		
S3b	Wundversorgungsmaterial und Fachpersonal sind vorhanden		
S4a	Schulung über die Beratung der chronischen Wundarten und über entsprechende Interventionen		
S4b	Schaffung notwendiger struktureller, räumlicher und materieller Voraussetzungen		
S5	Schulung über Heilungsverlauf, Wirksamkeit der Interventionen, Hilfsmittelarten bei der Wundversorgung		
P1a	Ressourcen, Probleme, Risikofaktoren und medizinische Diagnose sind bekannt		
P1b	Hausinterne Verfahrensregelung und Zusammenarbeit mit Wundexpertin wird umgesetzt		
P2	Entwicklung eines individuellen Maßnahmenplans, Pflegeprozessplanung		
P3a	Koordination der Zusammenarbeit aller beteiligten Berufsgruppen		
P3b	Gewährleistung der hygienischen und fachgerechten Wundversorgung		
P4	Patienten- und Angehörigenschulungen, Beratungsgespräch, Kontaktaufnahme zu anderen Berufsgruppen		
P5a	Wundbeurteilung wird mit Wundexpertin durchgeführt		
P5b	Wirksamkeitsprüfung der Maßnahmen, Pflegeprozessplanung, Evaluation		
E1	Wunddokumentation liegt vor		
E2	Individueller Maßnahmenplan, Pflegeprozessplanung liegen vor		
E3	Individuelle Wundversorgung, angepasste Interventionen sind eingeleitet, Wunddokumentation wird kontinuierlich geführt		
E4	Alle Beteiligten sind aktuell informiert. Beratung ist erfolgt, Prophylaxe wird durchgeführt, Wundtherapie wird richtig angewandt		
E5	Anzeichen einer Verbesserung der Wund- und Lebenssituation liegen vor		

Literaturverzeichnis

Die Expertenstandards und MDS-Grundsatzstellungnahmen

Deutsches Netzwerk für Qualitätsentwicklung in der Pflege, DNQP (Hrsg.), *Expertenstandard Dekubitusprophylaxe in der Pflege: Entwicklung – Konsentierung – Implementierung.* Osnabrück. 2004[2].

Deutsches Netzwerk für Qualitätsentwicklung in der Pflege, DNQP (Hrsg.), *Expertenstandard Sturzprophylaxe in der Pflege: Entwicklung – Konsentierung – Implementierung.* Osnabrück. Februar 2006.

Deutsches Netzwerk für Qualitätsentwicklung in der Pflege, DNQP (Hrsg.), *Expertenstandard Schmerzmanagement in der Pflege: Entwicklung – Konsentierung – Implementierung.* Osnabrück. Mai 2005.

Deutsches Netzwerk für Qualitätsentwicklung in der Pflege, DNQP (Hrsg.), *Expertenstandard Förderung der Harnkontinenz in der Pflege: Entwicklung – Konsentierung – Implementierung.* Osnabrück. April 2007.

Deutsches Netzwerk für Qualitätsentwicklung in der Pflege, DNQP (Hrsg.), *Expertenstandard Pflege von Menschen mit chronischen Wunden - einschließlich Kommentierung und Literaturanalyse.* Osnabrück, März 2008.

Medizinischer Dienst der Spitzenverbände der Krankenkassen e.V. (MDS) (Hrsg.) (2003), Grundsatzstellungnahme Ernährung und Flüssigkeitsversorgung älterer Menschen

Medizinischer Dienst der Spitzenverbände der Krankenkassen e. V. (MDS) (Hrsg.) (2001): Grundsatzstellungnahme Dekubitus - Medizinisch-pflegerische Grundlagen Prophylaxe und Therapie Bearbeitung von Behandlungs-/Pflegefehlervorwürfen.

Literatur zu den einzelnen Expertenstandards

Expertenstandard Dekubitusprophylaxe

Bölicke, C. (2002): Book Reviews: Deutsches Netzwerk für Qualitätsentwicklung in der Pflege (Hrsg.) (2002): Expertenstandard Dekubitusprophylaxe in der Pflege. Entwicklung - Konsentierung – Implementierung. PrInterNet (6):165-166

Bundesgeschäftsstelle Qualitätssicherung gGmbH (2005): Pflege: Dekubitusprophylaxe. Qualitätsreport 2005, 242-255

Phillips, J. (1997): Pressure Sores, New York.

Robert Koch Institut (Hrsg.) (2002): Gesundheitsberichterstattung des Bundes. Heft 12: Dekubitus. Berlin

Expertenstandard Schmerzmanagement

Bartoszek, G.; Sirsch, E. (2007): Schmerzlinderung - eine Herausforderung für Pflegende. Nicht-medikamentöse Maßnahmen in der Palliativpflege. Pflegen ambulant 18(5):15-16

ohne Autor (2008): Schmerzmanagement nach dem Nationalen Expertenstandard. Präzise Dokumentation ermöglicht schnelle und sichere Reaktion. Care konkret 22.02.2008

Osterbrink, J. (2004): Schmerzmanagement: Eine interprofessionelle Aufgabe! Schmerztherapie-Deutsche Gesellschaft für Schmerztherapie e. V. (2):17-19

Osterbrink, J. (2005): Schmerzmanagement in der Pflege - Der Expertenstandard in der Praxis. Pflegen Ambulant (03):16-18

Osterbrink, J. (2004b): Nationaler Standard-Schmerzmanagement in der Pflege. Heilberufe (6):26-29

Steiner, H. (2004): Schmerzen besser managen - Unter der Ägide des DNQP wurde der nationale Expertenstandard für Schmerzmanagement entwickelt, der in diesem Jahr erprobt werden soll. Heim + Pflege 35(2):38-40

Teigeler, B. (2004): Das „fünfte" Vitalzeichen - 6. Süddeutscher Pflegetag zum Thema

Schmerz. Die Schwester Der Pfleger 43(11):808
Teigeler, B. (2008): Initiativen gegen den Schmerz - Expertenstandard Schmerzmanagement. Die Schwester Der Pfleger (1):16
Thomm, M. (2008): Pflegerische Betreuung von Schmerzpatienten. Heilberufe Spezial Expertenstandards (1):33-38

Expertenstandard Sturzprophylaxe in der Pflege

Bienstein, C. (2006): Das Recht auf Bewegung. Völker AG (2)
Di Bella, M. (2006): Der Sturz - eine neue Herausforderung für die Pflege. Rechtsdepesche für das Gesundheitswesen (4):135
Döring, S. (2004): Expertenstandard Sturzprophylaxe stößt auf breites Interesse der Fachöffentlichkeit. Die Schwester Der Pfleger (11):804
Döring, U.; Huhn, S. (2005): Expertenstandard Sturzprophylaxe in der Pflege. Pflegen (3):19-21
Eberl, I.; Köppl, W. (2007): Pflegerisches Risikomanagement - Sicherheit mit System. Die Schwester Der Pfleger 46(5):402-407
Großkopf, V.; Saßen, S. (2006): Haftungsrecht: Sturz ist das Thema Nummer eins. Die Schwester Der Pfleger 45(4):266-268
Großkopf, V.; Schanz, M. (2006): Der Sturz - die Haftungsfalle im Gesundheitswesen. Rechtsdepesche für das Gesundheitswesen (1):2-5
Huhn, S. (2004): Nationaler Expertenstandard zur Sturzprophylaxe. Die Schwester Der Pfleger (12):888-892
Huhn, S. (2005): Sturzprophylaxe - Risiken erkennen und handeln - Der Expertenstandard in der Praxis. Pflegen Ambulant 16(3):19-22
Huhn, S. (2008): Gefahren erkennen - Risiken minimieren. Heilberufe Spezial Expertenstandards (1):45-48
Kuratorium Deutsche Altershilfe (KDA) (Hrsg.) (2007): „Stürze lassen sich nicht verhindern, Risikofaktoren schon" - Der Expertenstandard „Sturzprophylaxe in der Pflege". Pro Alter Sonderdruck März 2007
ohne Autor (2004): Sturzprophylaxe: Der vierte nationale Expertenstandard. Care konkret (43):1
ohne Autor (2004): Sturzprophylaxe: Expertenstandard für mehr Sicherheit - Risiken rechtzeitig erkennen und vorbeugen/Qualitätsentwicklung in der Pflege ist gesundheitspolitische Aufgabe. Pflegezeitschrift (11):756
ohne Autor (2005): Sturzprophylaxe: Studie stellt Einsatz des Standards in Frage. CAREkonkret (8):
ohne Autor (2005): Das Urteil: Bundesgerichtshof: Aus einem Bewohnersturz ist nicht gleich Pflichtverletzung des Pflegepersonals abzuleiten. Altenheim (7):27-28
ohne Autor (2006): Sturz im Krankenhaus. Rechtsdepesche für das Gesundheitswesen (4):124-125
ohne Autor (2006): Zivilrecht Sturz im Altenheim. Rechtsdepesche für das Gesundheitswesen (4):122-123
ohne Autor (2006): DNQP Bilanz zur modellhaften Implementierung Expertenstandard Sturzprophylaxe in 24 Einrichtungen getestet. CAREkonkret (3):11

Expertenstandard „Kontinenzförderung in der Pflege"

Braumann, A. (2006): Neue Begriffe - was steckt dahinter? Expertenstandard „Förderung der Harninkontinenz in der Pflege" Pflegezeitschrift (10):609-612
Braumann, A.; Hayder, D. (2007): Wissen sensibel weitergeben. Altenpflege extra: Inkontinenz. Altenpflege 32(2):7
Hayder, D. (2006): Hilfen bei Harninkontinenz Teil 1. Die Schwester Der Pfleger (9):714-718
Hayder, D. (2006): Hilfen bei Harninkontinenz Teil 2. Die Schwester Der Pfleger (10):814-818
Hayder, D. (2006): Hilfen bei Harninkontinenz Teil 3. Die Schwester Der Pfleger (11):914-915

König, M. (2008): Kontinenzförderung in einer geriatrischen Einrichtung. Heilberufe Spezial Expertenstandards (1):58-59
Kramß, D. (2008): Kontinenz ist machbar. Heilberufe Spezial Expertenstandards (1):55-57
Mensdorf, B. (2007): Den Betroffenen die Last nehmen. Schritt für Schritt zur Handlungssicherheit - Teil 6: Harninkontinenz. Pflegezeitschrift (20):561-563
Müller, M. (2006): Interventionen in Theorie und Praxis. Nationaler Expertenstandard „Förderung der Harnkontinenz“ Pflegezeitschrift (10):613-617
Robert Koch Institut (Hrsg.) (2007): Harninkontinenz. Gesundheitsberichterstattung des Bundes Heft 39
Rotzoll, S.; Schleenbecker, R. (2007): Tabuthema Harninkontinenz - Der Stellenwertwert pflegerischer Beratung. Pflegen ambulant. 18(2):6-8
Saxer, S. (2006): Bestandsaufnahme – Häufigkeit von Inkontinenz in Pflegeheimen. Doppel: punkt Inkontinenz - Vincentz-Verlag (4):14
Schaefer, C.; Chikhradze, N. (2007): Tabuthema Harninkontinenz - Wissenschaftliche Untersuchung zu Beratung in der Pflege. Pflegen ambulant. 18(3):6-8
Stehling, H. (2007): Kontinenzförderung ist mehr als Inkontinenzversorgung. Neuer Expertenstandard des DNQP modellhaft eingeführt. Pflegen ambulant. 18(2):35-37

Expertenstandard „Pflege von Menschen mit chronischen Wunden“

Einbock, N. (2008): Lebensqualität im Blick. Altenpflege Extra: Wundversorgung. Altenpflege (8):E6-E8
Panfil, E. M. (2008): Neuer Expertenstandard - Pflege von Menschen mit chronischen Wunden. Teil 1. Die Schwester Der Pfleger (2):104-108
Panfil, E. M. (2008): Neuer Expertenstandard - Pflege von Menschen mit chronischen Wunden. Teil 2. Die Schwester Der Pfleger (4):322-329
Panfil, E. M. (2008): Qualifikation von Nöten. Expertenstandard „Pflege von Menschen mit chronischen Wunden“. Pflegezeitschrift (3):134-137
Panfil, E. M. (2008): Die chronische Wunde - Neue Anforderungen an das pflegerische Wundmanagement. Rechtsdepesche für das Gesundheitswesen 5(3):94-104
Protz, K. (2008): Wunddokumentation in digitalen Zeiten. Die Schwester Der Pfleger (2):110-112
Protz, K. (2008): Im Vordergrund steht der Mensch. Heilberufe Spezial Expertenstandards (1):68-73
Protz, K- (2008): Mensch im Mittelpunkt. Altenpflege Extra: Wundversorgung. Altenpflege (8):E3-E5
Röthel, H.; Hanneman, S. (2008): Der Standard setzte eine realistische Analyse voraus. Altenheim (6):44-47
Schrader, S. (2007): Ein neuer Meilenstein für die Pflege. 6. Expertenstandard „Pflege von Menschen mit chronischen Wunden“ vorgestellt. Care Konkret (42):1-2

Allgemeine Beiträge

Andres, T. (2006): Pflegestandards – Entwicklung und Implementierung eines QM-Instruments. Kohlhammer, Stuttgart
Bredfeldt-Zerler, I. (2002): Qualitätssicherung - Der Nationale Pflegestandard in der Praxis. Heilberufe spezial.56-61
Elsbernd, A. (2004): Die Standards sind praxisnah! Führt die Erstellung von Expertenstandards zu einer verbesserten Pflege in den Einrichtungen? Altenpflege sprach mit Professorin Astrid Elsbernd über Vorgehensweisen und Qualitätsniveaus. Altenpflege (5):48-51
FH Osnabrück (Hrsg.) (2005): Forschungsbericht der Fachhochschule Osnabrück Forschungsschwerpunkt Entwicklung, Konsentierung und Implementierung von Expertenstandards in der Pflege. S. 169-173
FH Osnabrück (Hrsg.) (2007): Forschungsbericht 2006 der Fakultät Wirtschafts- und Sozialwissenschaften. DNQP: Expertenstandard Pflege von Menschen mit chronischen Wunden,

Expertenstandard Förderung der Harnkontinenz. S. 19-20; 50-51
Francois-Kettner, H. (2003): Das Deutsche Netzwerk für Qualitätsentwicklung in der Pflege hat bereits zwei Expertenstandards entwickelt - Wissenschaft & Praxis gehen Hand in Hand. Pflege Aktuell (4):214-218
Klein, H. (2007): Ein Schnittmuster für die Profis - Pflegeplanung Teil 3: Expertenstandards umsetzen. Häusliche Pflege. (9):33-35
Koch-Bitsch, K.; Woiwoda, R. (2007): Expertenstandard Dekubitusprophylaxe - Fazit aus der Implementierung. Auf dem Weg kontinuierlicher Verbesserungen. Pflegezeitschrift (3):158-161
Kochs, C. (2005): Leserbrief: Nationaler Expertenstandard zur Überprüfung der Sinnhaftigkeit und Qualität von Expertenstandards. Die Schwester Der Pfleger (3):240
Meyer, S.; Hänsch, C. (2005): Zusammenfassung zum Symposium: „Qualitätsmanagement in der Pflege - Umsetzung der Expertenstandards. Heilberufe 12:65
Mittag, T. (2007): Den Expertenstandard eingeführt - und dann? Hilfsmittelbeschaffung, Bewegungsplanung, Auditierung. Pflegen Ambulant (5):40-43
Moers, M.; Schiemann, D. (2007): Wissenstransfer braucht Begleitung durch Pflegeexperten. Die Schwester Der Pfleger (7):646-650
Nolte, K.-D. (2006): Wir haben etwas Neues geschaffen. Altenpflege (3):57
Nolte, K.-D. (2004): Expertenwissen. Altenpflege (10):18
Nübling, R. et al. (2004): Qualitätssicherung und Qualitätsmanagement in der stationären Altenpflege. Bundesgesundheitsbl - Gesundheitsforsch 47(2):133-140
ohne Autor (2003): Bisherige Expertenstandards - DNQP: Bereits jetzt positive Resonanz. CAREkonkret (10)
ohne Autor (2005): CAREkongress: „Expertenstandards sind der einzige richtige Weg". CAREkonkret (10)
ohne Autor (2005): Norddeutscher Pflegekongress: Die Standards im Zentrum. CAREkonkret (8):2
ohne Autor (2006): Expertenstandards: Lohnt sich der Aufwand? Pro und Contra. Die Schwester Der Pfleger (12):998-999
Standard Systeme GmbH (Hrsg.) (2008a) Qualitätshandbuch für Einrichtungen der stationären Altenpflege, Hamburg 2008, auf CD-ROM
Standard Systeme GmbH (Hrsg.) (2008b) Qualitätshandbuch für Einrichtungen der ambulanten Altenpflege, Hamburg 2008, auf CD-ROM
Standard Systeme GmbH (Hrsg.) (2008c) Qualitätshandbuch für Einrichtungen der teilstationären Altenpflege, Hamburg 2008, auf CD-ROM

Lehrbücher

Heuwinkel-Otter, A.; Nümann-Dülke, A.; Matscheko, N. (Hrsg.) (2006): Menschen pflegen, Band 2. Springer Medizin Verlag Heidelberg.146-147; 298-299; 660
Messer, B. (2008): Die Expertenstandards im Pflegealltag. Wie sich die Empfehlungen in der Altenpflege praktisch nutzen lassen. Schlütersche, Hannover
Stenzel, C. (2007): Externe Standards anwenden. In: Bölicke, C. (Hrsg.): Standards in der Pflege. Urban & Fischer bei Elsevier, München.119-134
Becker, C., Lindemann, U. (2003): Sturzprophylaxe, Sturzgefährdung und Sturzverhütung in Heimen, Vincentz Verlag, Hannover

Juristische Beiträge

Ahmadi I.; Richter, R. (2005): Expertenstandards Leitlinie oder Haftungsfalle? Altenheim (7):18-21
Ahmadi I.; Richter, R. (2008): Qualität vergleichbar machen. Häusliche Pflege (6):50-52
Bieback, K. J. (2004): Qualitätssicherung in der Pflege im Sozialrecht. In: Bundeskonferenz zur Qualitätssicherung im Gesundheits- und Pflegewesen e.V. (BUKO-QS) (Hrsg.). Verlag C.F. Müller, Heidelberg

Biermann, K (2005): Expertenstandards - sehr komplex und nicht gerichtsfest. Forum Sozialstation (11)

Böhme, H. (2001): Rechtliche Verbindlichkeit von nationalen Expertenstandards. Die Schwester Der Pfleger (12):1054-1057

Böhme, H. (2000): Standards sind vorweggenommene Sachverständigengutachten. pro Alter – KDA (3):55-56

Bundesgerichtshof (2005): Urteil zur Pflicht des Trägers eines Pflegewohnheims, die körperliche Unversehrtheit der Heimbewohner zu schützen und zur Beweislast für eine schuldhafte Pflichtverletzung des Pflegepersonals bei einem Unfall im Heim. AZ: III ZR 399/04

Bundessozialgericht (2002): Urteil zur Versorgung von Heimbewohnern mit Antidekubitusmatratzen durch Krankenkassen. AZ: B 3 KR 9/02 R

Daneke, S. (2005): Nationale Expertenstandards - Nationale Expertenstandards als Instrumente zur Qualitätssicherung und der Justiz. Heim + Pflege (10):300-303

Großkopf, V.; Saßen, S. (2006): Haftungsrecht: Sturz ist das Thema Nummer eins. Die Schwester Der Pfleger (4):266-268

Großkopf, V.; Schanz, M. (2006): Der Sturz - die Haftungsfalle im Gesundheitswesen. Rechtsdepesche für das Gesundheitswesen (1):2-5

Großkopf, V. (2006): Editorial. Rechtsdepesche für das Gesundheitswesen (1):1

Großkopf, V. (2007): Moderne Wundversorgung. Selbstbewusste Wahrnehmung der pflegerischen Aufgaben verlangt. Die Schwester Der Pfleger (11):1052-1055

Höfert, R. (2006): Von Fall zu Fall – Pflege im Recht. Rechtsfragen in der Pflege von A – Z. Springer Medizin Verlag, Heidelberg

Höfert, R. (2008): Verbindlichkeit bei Haftungsklagen. Heilberufe Spezial Expertenstandards (1):10-12

Höfert, R.; Meißner, T. (2008): Von Fall zu Fall - Die ambulante Pflege im Recht. Rechtsfragen in der ambulanten Pflege von A – Z. Springer Medizin Verlag, Heidelberg

ohne Autor (2005): Das Urteil: Bundesgerichtshof: Aus einem Bewohnersturz ist nicht gleich Pflichtverletzung des Pflegepersonals abzuleiten. Altenheim (7):27-28

ohne Autor (2006): Sturz im Krankenhaus. Rechtsdepesche für das Gesundheitswesen (4):124-125

ohne Autor (2006): Zivilrecht Sturz im Altenheim. Rechtsdepesche für das Gesundheitswesen (4):122-123

Glossar

Erläuterung wichtiger Fachbegriffe

Affekt	kurze, intensive Gefühlsregung
affektiv	gefühlsbetont
Agnosie	Störung der höheren Formen des Erkennens
	(Seelentaubheit, Seelenblindheit, reine Tastlähmung)
Akinesie	herabgesetzte oder fehlende Bewegung des Rumpfes, der Extremitäten sowie der Gesichtsmuskulatur
Ambivalenz	Bezeichnung für gleichzeitiges Vorhandensein gegensätzlicher Affekte, Vorstellungen, Wünsche oder Absichten
Anamnese	Krankengeschichte
Anatomie	Lehre vom Bau der Körperteile
Anomalie	Unregelmäßigkeit, geringgradige Entwicklungsstörungen
Anus praeter	künstlicher Darmausgang, Kunstafter
apathisch	teilnahmslos
Aphasie	zentrale Störung der Sprache (Sprachformulierung und Sprachverständnis)
Apraxie	Unfähigkeit, bei erhaltener Beweglichkeit zu handeln, d.h. die Körperteile zweckmäßig zu bewegen
Aspiration	Eindringen flüssiger oder fester Stoffe in die Atemwege
Assessment	Abschätzung; Zusammentragen von Informationen anhand standardisierter Schemata, um das Ausmaß vorhandener bzw. verlorener Fähigkeiten einschätzen zu können, z. B. zur Beurteilung der Selbstständigkeit älterer Menschen
Athetose	Erkrankung des extrapyramedalen Systems mit langsamen, bizarr geschraubten Bewegungen
Ätiologie	Lehre von den Krankheitsursachen
Atrophie	Allgemeine Abmagerung bei chronischen Ernährungsstörungen, Verkleinerung von Organen oder Organteilen, die vorher größer waren

Glossar

Erläuterung wichtiger Fachbegriffe

Autismus	Kontaktstörung mit Rückzug auf die eigene Vorstellungs- und Gedankenwelt und Isolation von der Umwelt
autoaggressiv	gegen sich selbst gerichtet
cerebral	das Gehirn betreffend
Cerebralparese	Lähmung bedingt durch Erkrankung des Gehirns
Darmprolaps	Darmvorfall
Defäkation	Stuhlentleerung
Dekubitus	durch äußere Druckeinwirkung mit Kompression von Gefäßen hervorgerufene Störung von Gewebe
Delir	Form der akuten organischen Psychose mit Bewusstseins- und Orientierungsstörungen
Demenz	Oberbegriff für die Veränderung und Neuanpassung auf früherem Entwicklungsniveau von erworbenen intellektuellen Fähigkeiten als Folge einer Hirnschädigung
Dermatika	Medikamente zur äußeren Anwendung auf der Haut
Dialyse	Behandlungsmethode zur Entfernung harnpflichtiger Substanzen, anderer Stoffe und Wasser aus dem Organismus unter Anwendung bestimmter Blutreinigungsverfahren
Diarrhö	Durchfall
digital	mit dem Finger (z. B. Leeren des Enddarms)
dissimilieren	aktives Verheimlichen von Krankheitssymptomen aus verschiedenen Gründen
Duodenalstenose	Einengung des Zwölffingerdarms
Dyspnoe	mit subjektiver Atemnot einhergehende Erschwerung der Atemtätigkeit
emotional	gefühlsbetont
Ergotherapie	zusammenfassende Bezeichnung für Beschäftigungs- und Arbeitstherapie
Euphorie	Bezeichnung für gesteigertes Lebens- und Glücksgefühl mit Sorglosigkeit, Optimismus und subjektivem Wohlbefinden

Glossar

Erläuterung wichtiger Fachbegriffe	
Exsikkose	Austrocknung, Abnahme des Gesamtkörperwassers
fixieren	befestigen
gastrointestinal	Magen und Darm betreffend
Geriatrie/geriatrisch	Altersheilkunde, den alten Menschen betreffend
Gerontopsychiatrie	befasst sich mit psychischen Erkrankungen im Alter
Halluzination	Trugwahrnehmung, Sinnestäuschung
Hemiplegie	Halbseitenlähmung
Hydrocephalus	Wasserkopf; Erweiterung der Liquorräume
hypochondrisch	eingebildet krank sein
immobil	unbeweglich
immunsuppressiv	das Immunsystem unterdrückend
infantil	Bezeichnung für Stehenbleiben bei geistiger bzw. körperlicher Entwicklung auf einer kindlichen Stufe
inkontinent	Urin oder Stuhlgang nicht kontrollieren können
Insuffizienz	ungenügende Leistung eines Organs oder Organsystems
intoxikiert	vergiftet
Interaktion	wechselweises Vorgehen
Item	Punkt
Kachexie (kachektisch)	Auszehrung, Abnahme des Körpergewichtes um mehr als 20 % des Sollgewichts
kardiologisch	das Herz betreffend
kardiorespiratorisch	das Herz- und Atmungssystem betreffend
Klistier	Einlauf
Kognition (kognitiv)	Bezeichnung für den Komplex von Wahrnehmung, Denken usw. Störungen kognitiver Funktionen, z. B. Gedächtnisstörungen, Denkstörungen, Unfähigkeit zur Abstraktion
Kohärenz	Zusammenhang
komatös	im Zustand der Bewusstlosigkeit

Erläuterung wichtiger Fachbegriffe

Konfabulation	Erzählung meist zufälliger Einfälle ohne Bezug zur jeweiligen Situation oder Frage, durch die Gedächtnislücken überspielt werden
Kontraindikation	Umstand, der die Anwendung eines Heilmittels oder eines diagnostischen/therapeutischen Verfahrens bei an sich gegebener Indikation in jedem Fall (absolute Kontraindikation) bzw. nur unter strenger Abwägung der sich dadurch ergebenden Risiken für den Patienten (relative Kontraindikation) verbietet
Kontraktur	Funktions- und Bewegungseinschränkung von Gelenken
Korsakow-Syndrom	Syndrom aus Desorientierung, Gedächtnisstörungen und Konfabulationen
kortikal	von der Gehirnrinde ausgehend
kurativ	auf Heilung ausgerichtet
Laxantien	Abführmittel
Logopädie	Diagnostik, Therapie und Beratung von Patienten mit Stimm-, Sprech- und Sprachstörungen
Meningomyocele	angeborene Fehlbildung des Rückenmarks und der Wirbelsäule
Miktion	Harnlassen, Blasenentleerung
Mobilisation	Maßnahmen zur körperlichen Aktivierung von Patienten
motorisch	der Bewegung dienend bzw. sie betreffend
Mukoviszidose	auch Zystische Fibrose, vererbliche Stoffwechselstörung mit Fehlfunktion exokriner Drüsen, u. a. durch vermehrte Schleimbildung schwere Komplikationen im Bereich der Atemwege und des Verdauungssystems sowie vermehrte Schweißsekretion
Muskelatrophie	Muskelschwund infolge Verkleinerung des Durchmessers der einzelnen Muskelfasern
Neglect	Bezeichnung für eine oft halbseitige Vernachlässigung des eigenen Körpers oder der Umgebung
neurodegenerativ	durch Verlust von Nervenzellen bedingt
Neuropsychologie	

Erläuterung wichtiger Fachbegriffe	
(neuropsychologisch)	Arbeitsrichtung der Psychologie, die sich mit dem Zusammenhang von psychischen Funktionen und dem Nervensystem befasst
nihilistisch	alles Bestehende für nichtig, sinnlos haltend
Nykturie	nächtliches Wasserlassen
Nystagmus	Augenzittern
Obstipation	Stuhlverstopfung
Ödem	Wassersucht, Ansammlung wässriger Flüssigkeit in Gewebespalten
oneiroid	traumähnlich
onkologisch	Geschwulsterkrankungen betreffend
orotracheal	Einführen eines Schlauchs in die Luftröhre durch den Mund zum Absaugen von Schleim
Parese	unvollständige Lähmung
pathologisch	krankhaft
PEG	Perkutane Endoskopische Gastrostomie – operativ angelegte äußere Magenfistel und Ableitung durch die Bauchwand nach außen zur Ernährung
perinatal	die Zeit um die Geburt
persistieren	anhaltend, dauerhaft
Perzeption	Wahrnehmung
Physiologie	Wissenschaft und Lehre von den normalen Lebensvorgängen
physiologisch	die Physiologie betreffend
Pneumonie	Lungenentzündung
Polyneuropathie	Erkrankung der peripheren Nerven aus nicht traumatischer Ursache
Polyphagie	Essstörung mit übermäßiger Nahrungsaufnahme
Prävention	vorbeugende Maßnahme
Progredienz	Voranschreiten, Fortschreiten (z. B. einer Krankheit)
prospektiv	vorausschauend
psychisch	seelisch

Glossar

Erläuterung wichtiger Fachbegriffe

Psychopathologie/ psychopathologisch	Lehre von den psychischen Erlebnis- und Handlungsmöglichkeiten des Menschen, sofern diese als abweichend oder krankhaft angesehen werden
psychotrop	psychotrope Substanzen; Pharmaka, die die Aktivität des ZNS beeinflussen und eine Wirkung auf psychische Funktionen haben
psychomotorisch	durch psychische Vorgänge beeinflusste Bewegungen
Psychose	allgemeine Bezeichnung für psychische Störungen
Rehabilitation	Wiederherstellung
Relevanz	Wichtigkeit
Ressource	noch vorhandene Fähigkeit
retrolental	hinter der Augenlinse gelegen
Screening	Vortest, Suchtest
Sedierung/sedieren	mit Medikamenten ruhigstellen
Sensibilität	Fähigkeit zur Wahrnehmung verschiedener Reize
somnolent	schläfrig (durch äußere Reize erweckbar)
soporös	schläfrig (durch äußere Reize nicht erweckbar)
Stereotypien	Bewegungen, Handlungen oder verbale Äußerungen, die oft über lange Zeit und immer in der gleichen Weise wiederholt werden
Stoma	operativ hergestellte Öffnung an einem Hohlorgan, z. B. Anus praeter
stringent	zwingend
symptomatisch	bezeichnend
Syndrom	Gruppe von Krankheitszeichen, die für ein bestimmtes Krankheitsbild charakteristisch sind
taktil	das Tasten, die Berührung, den Tastsinn betreffend
Thrombose	lokalisierte Blutgerinselbildung
Tracheostoma	operativ angelegte Öffnung der Luftröhre nach außen
Tremor	Zittern

Glossar

Erläuterung wichtiger Fachbegriffe	
trophisch	mit der Ernährung zusammenhängend
Ulcus (Ulcera)	Geschwür, Substanzdefekt der Haut oder Schleimhaut (und darüber hinausgehender Schichten)
Urostoma	operativ hergestellte Öffnung der Harnwege
Zyanose	blau-rote Färbung von Haut und Schleimhäuten infolge Abnahme des Sauerstoffgehaltes im Blut

Laden Sie unter **www.standardsysteme.de** die Checklisten und Leitlinien kostenlos als veränderbare doc-Dokumente herunter und erstellen Sie auf dieser Basis einrichtungseigene Checklisten und Leitlinien, die Sie bei der Implementierung der Expertenstandards unterstützen.